JN078642

看護師のための
放射線の知識
放射線診療とその看護

編集

福士　政広
東京都立大学 名誉教授

織井優貴子
東京都立大学健康福祉学部看護学科 教授

医療科学社

編集

福士　政広（東京都立大学 名誉教授）

織井優貴子（東京都立大学 健康福祉学部 看護学科 教授）

著者一覧（執筆順）

福士　政広	（東京都立大学 名誉教授）	第1章
谷　幸太郎	（国立研究開発法人 量子科学技術研究開発機構）	第2章
高畠　　賢	（東京都立大学 准教授）	第3章
柳田　　智	（つくば国際大学 教授）	第4章
田口真由美	（静岡県立静岡がんセンター 看護部 がん放射線療法看護認定看護師）	第4章
井上　一雅	（東京都立大学 教授）	第5章
石原　純子	（静岡県立静岡がんセンター 看護部 がん放射線療法看護認定看護師）	第5章
奥村　雅彦	（森ノ宮医療大学 教授）	第6章
高橋　里実	（静岡県立静岡がんセンター 認定看護師教育課程 がん放射線療法看護認定看護師）	第6章
菊地　珠子	（静岡県立静岡がんセンター 看護部 がん放射線療法看護認定看護師）	第6章
川守田　龍	（多根総合病院 医療技術部長）	第6章

序文

　放射線は現代医療においてきわめて重要な役割を果たしており、放射線診療は診断から治療まで幅広い範囲で利用されています。X線撮影、X線CTなどの放射線診断技術、放射線は用いないが主に放射線診療科で実施される、MRI、超音波検査などの診断技術、放射性同位元素を用いた核医学診断技術や放射線治療など、これらの技術は患者の診断や治療において不可欠なものとなっています。また、IVRは放射線科に限らず、多くの診療科で手術に代わる治療手段として日常的に行われています。

　放射線診療における看護師の役割は特に重要であり、患者の安全性とケアの質を確保するうえで欠かせません。放射線を用いた診療や治療では、放射線の被ばくリスクや造影剤等の副作用に関する患者への説明やサポート、放射線の安全な取り扱い、患者の心理的支援など、多岐にわたる看護のスキルが要求されます。

　看護の基礎教育を規定する看護学教育モデル・コア・カリキュラムにおいても、放射線の重要性が認識され、放射線に関する知識とスキルの習得が求められています。学修目標には「①放射線診断、放射線治療の意義を説明できる。②放射線の人体への作用機序を説明できる。③放射線の健康影響・リスクと被ばく線量との関係を説明できる。④放射線診断に伴う有害事象（造影剤の副作用等）を説明できる。⑤放射線診断に伴うリスクと看護について説明できる。⑥放射線治療に伴う有害事象（副作用）とその看護について説明できる。⑦医療者自身の被ばく防護方策を説明できる。⑧放射線被ばくに対する不安を理解し、関係職種とともに適切に対応できる」とあり、これまで看護職にとって遠い存在であった放射線に真摯に向き合う必要性が高まっています。

　そこで、本書は放射線診療とその看護における重要性や役割、看護師が持つべき知識やスキルについて探求し、放射線診療における看護の重要性を明らかにします。さらに、患者とのコミュニケーションやチーム医療との連携など、放射線診療における看護師の役割の多様性にも焦点を当て、放射線診療に携わる看護師の専門性と貢献度を示唆します。

　放射線の特性や被ばくのリスク、安全管理の重要性などについての理解が深まることで、看護師が放射線診療における役割をより効果的に果たすことができるよう支援することが、本書の目的です。本書が、看護職の方々が放射線と真摯に向き合うきっかけとなり、放射線診療における安全で質の高いケアを提供するための貴重な情報源となることを願っています。

編集　福士　政広
　　　織井優貴子

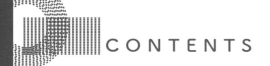

CONTENTS

看護師のための 放射線の知識 放射線診療とその看護　目次

第5章　核医学における放射線の利用と防護　81

第6章 放射線治療における放射線の利用と防護　113

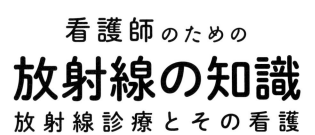

看護師のための
放射線の知識
放射線診療とその看護

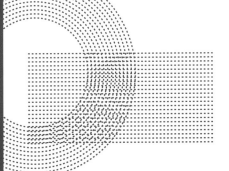

第 1 章

放射線の基礎

　放射線とは、物質のあるなしに関わらず、エネルギーが空間を伝搬する電磁波や粒子のことをいう。電磁放射線には、可視光、紫外線、X 線、γ 線などが含まれる。ただし、可視光や紫外線は物質を電離する力が弱いので、通常は X 線、γ 線を指す。粒子線は、放射性物質から放出されるα 線・β 線・中性子、加速器を用いて加速することで得られる陽子・中性子・電子などを指す。

　放射線の発生は、放射性壊変に伴って発生するもので、α 線、β 線、γ 線および中性子線がある。また、荷電粒子（電子、陽子、重陽子、重粒子など）を加速装置で加速して発生させるものの他、原子炉で発生する中性子線などがある。

　これらの方法で発生された放射線は、科学研究、医療、産業、通信などのさまざまな分野で活用されている。また、放射線の使用にあたっては適切な安全対策が欠かせない。

1　放射線の歴史

　ウィルヘルム・コンラッド・レントゲンは、1895 年に偶然にも放電管の電極から目に見えない何かが写真乾板を感光させ、蛍光物質（シアン化白金バリウム）を光らせることに気がつき物質を突き抜ける不思議な性質をもった光線のようなものが出てくることを発見した。そして、レントゲンはこの正体のわからないもの（未知なる線）を X 線と名付けた。

　レントゲンは、1895 年 12 月 28 日ドイツのヴュルツブルク大学教授時代の「ヴュルツブルク物理学医学会報 1895 年第 9 号」の論文の一節で「放電管と蛍光板の間に手を入れると、手の影がごく薄く見える中に手の骨の影がそれより黒く見える」と発表した。これが X 線発見の第一報である。

　X 線は、放射線のひとつで、放射線というものの存在を初めて人類に知らしめたのがレントゲンである。後に第 1 回ノーベル物理学賞（1901 年）を受賞している。レントゲンの X 線発見の翌年 1896 年 2 月、フランスのベクレルは、偶然のことであったが、写真乾板の上に薄い銅製の十字架を置き、その上にウラン化合物の結晶を載せ、机の引き出しのなかにしまっておいた。その後、写真乾板を現像してみると十字架の形がくっきりと写っており、ベクレルはウラン化合物がなにか X 線に似たもの〔放射線〕を出していると考え、このように物質が放射線を出す性質を放射能と名付けた。

　放射線と放射能の違いは、光（ひかり）と明るく光っている電球の関係だと思ってもらうと理解しやすい。光線つまり光（ひかり）そのもの＝放射線で、光（ひかり）を出す能力をもつもの、つまり電球＝放射能である。

　1898 年、マリー・キュリー（キュリー夫人）は、夫のピエール・キュリーと共同して、ウラン鉱物であるピッチブレンドから放射能をもった元素を分離することを試みた。大量のピッチブレンドを化学処理し、ベクレルが用いた化合物の 400 倍も感光作用が強い元素を発見した。それをキュリー夫人の母国ポーランドにちなんでポロニウム（Po）と命名し、続いて同じ年の末にウラン化合物の 250 万倍も強い感光作用を示す元素を発見した。この元素がおなじみのラジウム（Ra）で

ある。ラジウムはベクレルが用いた化合物のなんと 10 億倍の強さの感光作用をもっていた。　その後、アルファ線（α線）、ベータ線（β線）、ガンマ線（γ線）、中性子、陽電子などがぞくぞくと発見された。

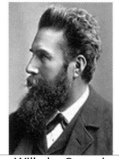 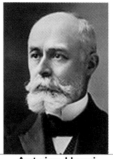 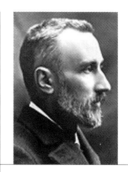 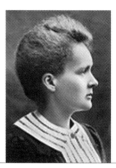

| Wilhelm Conrad Röntgen (1845 ～ 1923) | Antoine Henri Becquerel (1852 ～ 1908) | Pierre Curie (1859 ～ 1906) | Marie Curie (1867 ～ 1934) |

https://www.nobelprize.org

2　放射線の種類

放射線にはいくつかの種類があり、それぞれ異なる性質をもっている。以下に主な放射線の種類を示す。

1）X 線

X 線は電磁波の一種であり、電子を高速で加速させターゲットに衝突することにより発生する。原子核の殻外電子との相互作用により発生し、X 線装置の X 線管が主な発生源である。また X 線は主に X 線撮影、X 線 CT などの放射線診断などで用いられる。

2）γ 線

γ 線も X 線と同様に電磁波であり、X 線と γ 線の違いは発生する場所により区分されている。γ 線は、原子核が α 壊変、β 壊変および軌道電子捕獲反応が起きた後も原子核が励起状態にあり、安定な状態へ転移するために原子核から γ 線を発生する。γ 線は核医学診断などに用いられる。

3）α 線

α 粒子は、2 個の陽子と 2 個の中性子からなるヘリウム（He）の原子核で放射性物質の α 壊変によって放出される。β 線、X 線や γ 線に比べて電離能力が高いが、透過力は弱く紙で遮へいが可能である。また、生体に対する作用が大きく、体内に取り込むと影響が大きいため、体内摂取には注意が必要である。逆に近年、α 核種の強い生物作用を利用したラジウム -223（^{223}Ra）などの α 核種内用療法が注目を集めている。

4）β 線

β 線には高速の陰電子と陽電子がある。放射性物質の β⁻ 壊変、β⁺ 壊変により発生する。β 線放出核種を用いた小線源または RI 内用療法核種としてリン -32（^{32}P）、ストロンチウム -90（^{90}Sr）、ヨウ素 -131（^{131}I）などが用いられている。また、β⁺ 線はがん診断などに威力を発揮する PET 検

査に用いられる。

5）中性子線

中性子は、電荷をもたない粒子で陽子とともに原子核を構成する核子である。中性子は、原子炉、高エネルギー荷電粒子と核との核反応や放射性核種（カルフォルニウム -252 など）から放出される。また、中性子はエネルギーにより、低速、中速、高速、超高速中性子に分類され、常温（20℃）と熱平衡状態にある中性子を熱中性子（0.025 eV）とよぶ。中性子線は近年、中性子捕獲療法などに用いられ、がん治療に威力を発揮している。

③　放射性物質

放射性物質は、原子核が不安定で何らかの放射線を放出する物質を指す。これらの物質は、自然界に存在するものと人工的につくられたものがある。自然界に存在する放射性物質としては、カリウム -40（^{40}K）、ウラン（U）、ラジウム（Ra）など地球創成期から存在するものがある。人工放射性物質は、コバルト -60（^{60}Co）、ヨウ素 -131（^{131}I）、セシウム -137（^{137}Cs）など人工的に生成したものがある。

元素は、水素（H）からオガネソン（Og）まで現在 118 元素が命名され、典型元素、遷移元素、人工放射性元素などがある。

同位体とは、原子番号が等しく、質量数が異なる原子で原子核の陽子数が同じで、中性子数が異なる原子で元素周期表で同じ位置を占める。アイソトープまたは同位元素ともいう。例えば、水素は質量数 1 の水素（^{1}H）、質量数 2 の重水素（^{2}H）、質量数 3 の三重水素（トリチウム：^{3}H）の 3 つの同位体がある。

放射性同位体または放射性同位元素（RI：radio isotope）とは、ある元素の同位体のうち、原子核が不安定であるために、原子核が壊変して何らかの放射線を放出する同位体をいう。例えば水素の同位体のうち、三重水素（トリチウム：^{3}H）は放射性同位元素でエネルギーの低い β 線を放出する。その他、α 線、β 線、γ 線、X 線、中性子などを放出する放射性同位元素がある。

半減期とは、放射線を出すことでエネルギー的に安定な状態となった物質は放射線を放出しない。そのため時間が経過すれば放射性物質の量が減り、放射能も弱くなる。こうして放射能が弱くなり、はじめの半分になるまでの時間を（物理学的）半減期とよぶ。半減期分の時間が経過するたびに放射能が半分となるため、半減期の 2 倍の時間が経過すると、最初の状態の 4 分の 1 に減ることになる。横軸を経過時間、縦軸を放射能の強さとしてグラフに表すと**図 1** のような曲線になる。

また、半減期は放射性物質の種類によって異なる。例えばヨウ素 -131（^{131}I）の半減期は約 8 日、セシウム -137（^{137}Cs）の半減期は約 30 年である。

なお、体内に取り込まれた放射性物質は、臓器や組織に取り込まれた後、代謝機構のため排泄される。その代謝機構により体内の放射性物質の量が半分になる時間を物理学的半減期に対して生物学的半減期という。そのため、体内に取り込まれた放射性物質は物理学的半減期と生物学的半減期の両方により減衰することになる。その両方を考慮した半減期を有効半減期といい下式で表す。

$$\frac{1}{\text{有効半減期}} = \frac{1}{\text{物理学的半減期}} + \frac{1}{\text{生物学的半減期}}$$

放射性物質は、医療で用いられる他、地質学、考古学、炭素年代測定、生活用品、農畜産水産業などさまざまな分野で重要な役割を果たしている。

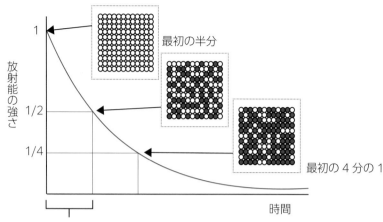

放射性物質の量が半分になる時間＝（物理学的）半減期

図1　（物理学的）半減期

4　放射線に関する単位

　一般社会では、物の重量、体積、温度、圧力およびその時間変化を表すことは非常に大切である。しかし、長さや重量だけでも、かつて日本では尺や貫、イギリスではヤードやポンドが使用され、国により異なり大変不便であった。世界的に交易がはじまると大変不便であり、万国共通の単位（尺度）で表されることが望ましく、18世紀の終わりに、質量はg（グラム）、長さはm（メートル）を基本単位として、十進法を採用するメートル法が国際単位系として定められた。1960年の国際度量衡会議で、このメートル法を基に7個の量の基本単位を定めた国際単位系が提案され、主導的役割を果たしたフランスに因みSI単位系とし、現在に至っている。放射線においても同様で関係単位が定められている。

　放射線に関する主な単位は、放射能の量（ベクレル：Bqまたはdps）、放射線の強さ（電子ボルト：eV）、吸収線量（グレイ：Gy）、等価線量・実効線量（シーベルト：Sv）などがある。

　放射能の量（ベクレル）は、放射性物質の量や放射能の強さを表し、1ベクレルは1秒に1個の原子核が壊れることで、このときに放射線が放出される。そのため、dps（disintegration per seconds）と表すことができる。また、放出する放射線の種類、エネルギーには直接関係しない。

　放射線の強さは、電子ボルト（eV）で表し、1電子ボルト（eV）は1つの電子が真空中で1ボルト（V）の電圧で加速されるときに得る運動エネルギーで表す。また、$1\,eV = 1.602 \times 10^{-19}$ジュール（J）の関係にある。例えば、セシウム-137（^{137}Cs）から放出されるγ線のエネルギーは662 keVであるが可視光線は2 eV程度であるので放射線のエネルギーがいかに大きいかがわかる。

　吸収線量は、放射線の作用の強さを表すもので、物質1 kgあたりの放射線のエネルギーの吸収量で表す。単位名称としてグレイ（Gy）で1 Gyは物質1 kgが1ジュール（J）のエネルギーを吸収したことを意味する。また、吸収線量グレイはすべての物質、すべての放射線に対して用いられる。

　等価線量・実効線量はヒトに対してのみ用いるもので、放射線の種類や組織・臓器によって人体における影響が異なってくる。その違いを考慮して人体が放射線を受けたときにどれだけ影響があるかを表すもので、吸収線量に放射線の種類による生物効果の違いを加味したものが等価線量で

等価線量に人体の組織・臓器の種類による放射線の影響の大小を加味して全身被ばくに換算した線量を実効線量という。なお、国際放射線防護委員会（ICRP）の 2007 年勧告では放射線作業（緊急時の作業を除く）を行う職業人の実効線量の限度は 5 年間で 100 ミリシーベルト（mSv）、特定の1 年間に 50 ミリシーベルトと定められている。

5 日常生活における放射線の利用

日常生活ではさまざまな放射線が至る何処で使用されている。例えば、医療分野、生活用品、農畜産水産業、工業、考古学などの利用がある。ここでは医療分野以外の利用について述べる。

日常生活で知らず知らずのうちに多くの放射性物質が使用されている。例えば、アナログ時計針・文字盤にプロメチウム -147（^{147}Pm）、デジタル時計液晶表示にトリチウム（^{3}H）、蛍光灯スタータにクリプトン -85（^{85}Kr）などが使用されている。

農畜産水産業では、品質改良に放射線照射（γ 線）を用いて人工的に突然変異を起こさせる手法が取り入れられている。作物としてはイネが最も多く、花木、大麦、小麦の品種が続く。食品照射では、放射線の生物に対する作用を利用して、農作物に放射線を照射し、発芽防止、殺菌、殺虫などを行っている。また、害虫駆除では、放射線照射を害虫駆除に用いた事例では、沖縄・奄美の南西諸島のウリミバエを 1993 年に根絶した成功例がある。

工業における検査・計測の分野では、非破壊検査が有名である。さまざまな工業製品や建造物などの検査対象物の内部構造を X 線あるいは γ 線の透過力を利用し透視により検査する方法で、対象物を分解・切断することなく構造体内部の空隙やひびなどの欠陥の有無などの検査に利用されている。また、液面計・レベル計や厚さ計などにも利用されている。

材料改質としては、耐熱・耐久電線の製造、ゴムの放射線架橋、熱収縮チューブの製造、グラフト重合製品や硬化反応などに利用されている。さらに工業用製品として、タングステン溶接電極棒や船の底に水生生物が付着して水流抵抗が増すことを防ぐための船底塗料やセキュリティ対策としての空港の保安検査や重要な建物の入り口などで行われる手荷物検査など放射線の利用は多岐にわたる。

6 医療における放射線の利用

医療分野では、放射線が診断と治療のために広く利用されている。以下に医療における主な利用例を示す。

1）放射線診断

X 線撮影として、骨折や内部の異常、腫瘍、肺疾患などを診断するために X 線が使用されている。X 線写真は、骨格系や胸部の検査に一般的に使用される。X 線 CT 撮影は、X 線を用いて体内の断層画像を生成し、詳細な異常を可視化する。内臓器官や頭部疾患の診断に役立つ。その他、循環器検査、乳房検査、ポータブル撮影、集団検診、骨密度検査および歯科用などがある。放射線を用いないが MRI は放射線診断部門の重要な検査である。MRI は、磁場とラジオ波を用いて体内の詳細な組織画像を提供する。特に MRI は、脳、脊髄、関節、内臓器官、血管に描出などに利用されている。また、超音波検査は、音波を用いて体内の組織や臓器をリアルタイムで診断できる。

2）核医学検査

放射性同位元素を用いた核医学検査は、特定の臓器や生体の代謝プロセスを評価し、がん、心

臓病、甲状腺などの診断と治療に使用されている。主なものには、テクネチウム -99m（^{99m}Tc）やヨウ素 -123（^{123}I）などの単光子放出核種を用いた SPECT 撮影、フッ素 -18-FDG（^{18}F-FDG）などのポジトロン放出核種を用いた PET 検査がある。また、ヨウ素 -131（^{131}I）、ルテチウム -177（^{177}Lu）、ラジウム -223（^{223}Ra）などの非密封放射性核種を用いた RI 内用療法も広く実施されている。

3）放射線治療

　放射線治療はがんの三大治療法のひとつで、がん治療に広く用いられている。高エネルギーの放射線を腫瘍組織に照射してがん細胞を破壊する。これにより、がん細胞の増殖を抑制し、腫瘍の縮小や除去を目指す。リニアックなどの直線加速器からの高エネルギーX 線や陽子線、重粒子線などを用いた外部照射と放射線源を体内に挿入する内部照射（ブラキセラピー）の両方が行われている。

4）放射線ガイド下治療（IVR：interventional radiology）

　手術中に X 線や X 線 CT などの放射線画像を用いて医師が手術を正確に誘導し、腫瘍の摘出や異常な組織の切除を行う。

　医療における放射線の利用は、疾患の診断や治療において非常に有用であり、患者の健康と生命を支えている。しかし、放射線の利用には放射線被ばくのリスクが伴うため、患者や医療従事者の安全を確保するための厳格な規制とガイドラインが存在する。

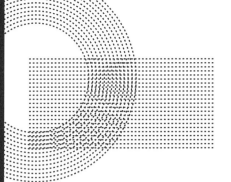

第2章
放射線による被ばく

1　被ばくとは

　放射線にさらされることを放射線被ばくという。私たちの身の回りには、地球上にもともと存在している自然放射性核種から放出される放射線や宇宙から降り注ぐ放射線が常に飛び交っており、日常的にこれらの自然放射線によって被ばくしている。ドイツの物理学者レントゲンが1985年にX線を発見して以来、放射線は、医療、産業、科学研究、原子力発電などに幅広く利用されており、「人の活動によって生成された人工放射線」や「人為的に濃度が高められた自然放射性核種」によっても被ばくすることがある。放射線による被ばくの程度は、一般に実効線量（Sv）で表される。第1章で述べたように、実効線量は各臓器・組織の吸収線量（Gy）を基に、放射線の種類によって異なる放射線加重係数と、臓器・組織ごとに異なる組織加重係数を使用して計算される。吸収線量の単位であるGyが〔J/kg〕とも表されるように、被ばく線量はある物質1kgあたりに吸収されるエネルギーをベースとして計算されている。短時間で被ばくする場合の放射線の人体への影響は、主に1945年に広島・長崎へ投下された原子爆弾による被ばく者を対象として疫学的に調べられており、現時点では実効線量が100mSv未満の低線量被ばくによる将来の発がん等の放射線リスクの有意な上昇は確認できていない。実効線量は、このような低線量被ばくに対する発がん等の確率的影響のリスクをマネジメントするための指標として、国際放射線防護委員会（ICRP：International Commission on Radiological Protection）が定義する「標準人」について計算される線量であり、一般的に放射線防護の計画立案や最適化、あるいは線量限度の遵守のために使用される。特に、実効線量が被ばくした特定の個人に対する実際の放射線リスクの程度や健康影響の有無を判断する目的として使用できないことに注意が必要である。

2　自然放射線による被ばく

　自然放射線による日常的な被ばくの原因はさまざまである。**表1**に、主な被ばくの原因とそれに伴う実効線量を示す。自然放射線による外部被ばくの原因には、地球が誕生したときから地殻に存在するきわめて半減期の長い放射性核種から放出される放射線や、宇宙から降り注ぐ放射線（宇宙線）がある。また、内部被ばくの原因には、空気中の放射性核種の吸入摂取や食物に含まれる放射性核種の経口摂取がある。世界平均および国内平均を比較すると、自然放射線による年間の実効線量は、それぞれ2.4mSvおよび2.1mSvであり同程度であるが、特に内部被ばくの内訳には大きな違いがあり、吸入摂取および経口摂取による実効線量の国内平均は、それぞれ世界平均の0.37倍および3.4倍である。

表 1　自然放射線による被ばくの主な原因と年間の実効線量（mSv/ 年）[1)、2)]

被ばくの種類	被ばくの原因	世界平均	国内平均
外部被ばく	大地に含まれる放射性物質	0.48	0.33
	宇宙から降り注ぐ放射線	0.39	0.30
内部被ばく	空気中の放射性核種の吸入摂取	1.26	0.47
	食物に含まれる放射性核種の経口摂取	0.29	0.99
合計		2.4	2.1

1）大地に含まれる放射性物質

　地球上に存在する岩石や土壌中には、きわめて半減期の長い ^{40}K（12.7 億年）、^{238}U（140 億年）、^{232}Th（45 億年）などの天然放射性核種が存在している。また、^{238}U およびその子孫核種（ウラン系列）や、^{232}Th およびその子孫核種（トリウム系列）も天然放射性核種に含まれる。これらの放射性核種から放出される γ 線による大地からの外部被ばく線量には、主に地質によって異なる放射性核種の含有量に起因する地域差がある。国内における大地からの放射線による年間の実効線量は平均 0.33 mSv であるが、都道府県ごとに 0.12 〜 0.52 mSv の幅がある [2)]。比較的線量が高い地域には、天然放射性核種を多く含む花崗岩や流紋岩が分布していることがわかっている。陽江（中国）、ケララ（インド）、ラムサール（イラン）等、世界にはラジウム、トリウム、ウラン等の放射性核種が大地に多く含まれている地域がある。これらの地域では、自然放射線による被ばく線量が日本よりも 2 倍から 10 倍程度高い場合もあるが、がんの罹患率や死亡率の顕著な増加は確認されていない。

2）宇宙から降り注ぐ放射線

　宇宙線の正体は、太陽から放出される陽子や銀河から飛来する陽子、α 粒子、電子等である。太陽から放出される粒子の多くは地球の磁場や大気の影響を受けて大気圏内にはほとんど到達しないが、銀河からは非常にエネルギーの高い粒子（核子あたり 1 GeV を超える場合もある）が大気圏に到達する。大気圏に到達した高エネルギー粒子は大気原子との衝突によって中性子や光子を含むさまざまな放射線を発生させ、これらが地表に降り注ぐことで人々への被ばくがもたらされる。宇宙線に対する地球の磁場の影響は緯度が高いほど小さいため、大気圏に到達する宇宙線の強度は北極や南極付近で特に強くなる。宇宙線を原因とする日本の地表面における年間の外部被ばく線量は約 0.3 mSv[1)] であり、世界の平均（約 0.39 mSv）よりもやや低い。宇宙線の強度は高度が高いほど強くなるため、旅客機での飛行中はより多くの被ばくを受けることになる。例えば、旅客機による日本から米国までの往復による被ばく線量は 0.1 〜 0.2 mSv となる。

3）空気中の放射性核種の吸入摂取

　ウラン系列およびトリウム系列の子孫核種には、気体の ^{222}Rn および ^{220}Rn が含まれており、岩石や土壌などの固体化合物から空気中に放出される可能性がある。一般的な建築資材等にも必然的に天然放射性核種が含まれることになり、建物の床や壁から部屋のなかに $^{222/220}$Rn が絶えず放出される。したがって、特に気密性の高い部屋では比較的半減期の長い ^{222}Rn（約 3.8 日）の空気中濃度が高くなりやすい。空気中の ^{222}Rn の壊変によって生成される固体の子孫核種は空気中のエアロゾルに付着するため、これが吸入によって体内の呼吸器官に沈着すると内部被ばくが生じる。

^{222}Rn やその子孫核種である ^{218}Po や ^{214}Po などからは透過力が弱く局所的にすべてのエネルギーを付与する α 線が放出されるため、被ばく線量が高くなりやすい。日本におけるラドンおよびその子孫核種による年間の実効線量は平均で 0.5 mSv であり[2]、世界平均（1.26 mSv）の半分以下である。この理由は、日本の家屋の多くがヨーロッパのような石造りではなく通気性の良い木造であり、屋内に放出されたラドンおよびその子孫核種が屋外に排出されやすいためであると考えられる。なお、宇宙線によって空気中で生成される ^{3}H、^{7}Be、^{22}Na、^{14}C 等を含む他の天然放射性核種によっても吸入による内部被ばくが生じる可能性があるが、その線量は非常に小さい。

4）食物に含まれる放射性核種の経口摂取

食品に含まれるウラン／トリウム系列の天然放射性核種の経口摂取による年間の実効線量について、国内平均は 0.8 mSv と評価されており、世界平均（0.12 mSv）よりも大幅に高い。この理由は国内における魚介類の摂取が多いためであり、魚介類に多く含まれる ^{210}Po による被ばく線量が 0.73 mSv に達する。ウラン／トリウム系列以外の天然放射性核種である ^{14}C および ^{40}K の経口摂取による線量は、それぞれ 0.014 mSv および 0.18 mSv と評価されており、ウラン／トリウム系列の天然放射性核種による線量と併せて経口摂取による被ばく線量の合計は 0.99 mSv となる[2]。カリウムは生物にとって必須な元素であり、体内のカリウム濃度は一定に保たれている。自然界に存在するカリウムの同位体のほぼすべてが、放射線を放出しない安定同位体である ^{39}K（93.3%）および ^{41}K（6.7%）であるが、ごくわずかに放射性核種である ^{40}K（0.012%）も含まれている。なお、飲料水にも天然放射性核種が含まれている可能性があるが、上水道中の放射能濃度はきわめて低い。

3 医療被ばく

放射線や放射性核種を利用した診断、検査、治療などの医療行為によって、患者が受ける被ばくを「医療被ばく」という。医師、診療放射線技師、看護師等が、業務を遂行するうえで受ける被ばくは「職業被ばく」として扱うが、付添、見舞人、あるいは治験ボランティアが受ける被ばくについては医療被ばくの範囲内にあるとされる。医療被ばくの特性は、基本的に被ばくを受ける本人が、傷病の診断や治癒などの直接の便益を受けることにある。有効な診断、治療を提供することを目的としたうえで、正常組織への被ばく量を適切に低く抑えるべきであり、その責任は診断・検査・治療に携わる医師にある。定常的に医療被ばくが継続する状況は考えにくいため、一過性の被ばくとみなされる。

1）放射線診断

医療被ばくを伴う画像診断の種類として、患者の外部から X 線を照射する一般 X 線撮影、X 線透視検査、CT 検査、乳房撮影および歯科 X 線撮影や、患者の体内に放射性核種で標識した放射性薬剤を投与する RI 検査および PET 検査がある。また、X 線透視による診断と併せて、疾患部の治療までを実施するインターベンショナルラジオロジー（IVR：interventional radiology）もある。これらの撮影・検査ごとに、日本における年間の件数、1 回の検査に伴う被ばく線量および「国民 1 人あたり」に換算した年間被ばく線量を**表 2** に示す[2]。

一般 X 線撮影について、日本における年間の件数は約 1.3 億件と考えられている。撮影部位によって線量は異なり、入射表面線量 で 0.2 ～ 11.0 mGy 程度である。最も多い撮影部位は一般的な健康診断の項目にも含まれる胸部 X 線撮影であり、1 回あたりの実効線量は約 0.06 mSv である。一般 X 線撮影による年間被ばく線量の合計を「国民 1 人あたり」に換算すると約 0.31 mSv となる。

X線透視検査については、胃がん検診に代表される上部消化管X線透視検査の占める割合が高く、これに伴う実効線量は約3 mSvと比較的高い（胸部X線撮影の50倍）。しかし、X線透視検査の年間の件数は胃がん検診を含めて約600万件であり、一般X線撮影よりも少ないため、国民1人あたりに換算した線量も一般X線撮影より低い約0.14 mSvにとどまる。CT検査については、国内での装置の設置台数が13,000台を超えており、年間の検査件は3,200万件にのぼる。検査に伴う被ばく線量も比較的高いため、国民1人あたりの被ばく線量は2.0 mSvであり、すべての撮影・検査の合計（2.6 mSv）の75％以上を占めている。その他の乳房撮影、RI検査、PET検査、歯科X線撮影およびIVRについては、検査件数または検査に伴う被ばく線量のいずれかが比較的大きい場合もあるが、国民1人あたりの被ばく線量としては0.1 mSv未満である。

表2 日本における画像診断の件数およびそれに伴う被ばく線量[2]

検査の種類	撮影・検査の件数（年間）	検査に伴う線量	国民1人あたりに換算した年間被ばく線量
一般X線撮影	約1.3億件	0.2 ～ 11.0 mGy（入射表面線量）	0.31 mSv
X線透視検査（胃がん検診を含む）	約600万件 *	3 mSv	0.14 mSv
CT検査	約3,200万件	5 ～数10 mSv	2.0 mSv
乳房撮影	約650万件	2 mGy（平均乳腺線量）	0.012 mSv
RI検査	約110万件	0.5 ～ 15 mSv	0.047 mSv
PET検査	約70万件	2 ～ 10 mSv	0.052 mSv
歯科X線撮影	約6,700万件	0.01 ～ 0.1 mSv	0.0078 mSv
IVR	約82万件	5.7 ～ 12 mSv	0.058 mSv
合計	-	-	2.6 mSv

* うち、約540万件が胃がん検診

2）放射線治療

　放射線治療では、正常組織への線量を低く抑えながら腫瘍組織に数10 Gyの線量が与えられる。主な放射線治療の種類として、体外から放射線を照射する外部照射、密封した放射線源を腫瘍組織に挿入して体内から放射線を照射する密封小線源治療、腫瘍組織等に集積する非密封の放射性薬剤を体内に投与する標的アイソトープ治療がある。日本における年間の放射線治療の件数は、外部照射が約440万件、密封小線源治療および標的アイソトープ治療がそれぞれ約14,000件である。放射線治療では、腫瘍組織に十分な線量が与えられているかに焦点が当てられることが多く、周辺の正常組織に対する線量に関する詳細な集計はなされていない状況にある。

4　職業被ばく

　原子力施設や放射線を取り扱う施設において、業務を遂行するうえで放射線に被ばくすることを「職業被ばく」という。職業被ばくには、エネルギー供給や製品製造などの社会的便益がもたらされる特徴がある。事業主は、職業被ばくを受ける者（放射線業務従事者）に対して適切な放射線防護策を講じる責務を有する。国内では、法令によって放射線業務従事者の被ばく線量の限度が定められており、放射線取扱業務にあたっては個人線量計による被ばく線量の測定が義務付けられている。

1）放射線業務従事者

表3 に、日本で登録されている放射線業務従事者の職業被ばくの状況（2016 年度）を示す。放射線業務従事者の人数は年々増加している傾向にあり、2016 年度には原子力事業、一般医療、歯科医療、獣医療、一般工業、非破壊検査および研究教育の各分野を合計して約 58.5 万人に達している（ただし、2011 年 3 月に原子力事故が発生した福島第一原子力発電所で従事した放射線業務従事者を除く）。放射線業務従事者が最も多い分野は一般医療分野（歯科医療分野および獣医療分野を除く）であり、全体の約 60％を占めている。職業被ばくの線量限度は、実効線量で 50 mSv/年かつ 100 mSv/5 年であるが、一般医療分野において 2016 年度に実効線量が 20 mSv/年を超える被ばくをした放射線業務従事者は 260 名であり、その多くが医師または診療放射線技師であった。50 mSv を超過している事例もあり、特に IVR では目の前で放射線を照射しながら治療するために術者の被ばく線量が高くなる傾向にある。したがって、防護衣・防護メガネの着用や防護用衝立の利用などの防護措置を適切に講じる必要がある。

表3 職業被ばくの状況（2016 年度）[1]

分野	放射線業務従事者の人数（%）	平均被ばく線量（mSv/年）	20 mSv を超過した人数（うち、50 mSv を超過した人数）
原子力事業 *	55,091（9.4）	0.15	0（0）
一般医療	352,601（60.3）	0.37	260（10）
歯科医療	23,505（4.0）	0.03	3（0）
獣医療	15,217（2.6）	0.03	1（0）
一般工業	68,218（11.7）	0.06	4（0）
非破壊検査	3,662（0.6）	0.42	2（0）
研究教育	66,784（11.4）	0.02	0（0）
合計	585,078	-	270（10）

* 福島第一原子力発電所で従事する作業者を含まない。

2）自然放射線源による職業被ばく

通常、自然放射線源による被ばくは職業被ばくには含まれないが、国際放射線防護委員会（ICRP）は職務上必然的に生じる自然放射線源による被ばくの増加分については職業被ばくとして扱うことを勧告している。例えば、職務として航空機に搭乗する乗務員の宇宙線による被ばく線量がそれに該当し、国内では航空事業者に対する年間線量の管理目標を 5 mSv として乗務員の被ばくを自主的に管理することを求めるガイドライン[3] が策定されている。

航空機の乗務員よりもさらに上空で活動する宇宙飛行士の場合、銀河や太陽から飛来する宇宙線によって直接的に被ばくする。国際宇宙ステーションでの滞在に伴う被ばく線量は、1 日あたり 0.4 ～ 1.0 mSv に及ぶ。宇宙飛行士に対する被ばく線量の基準については、通常の放射線業務従事者に対する線量限度とは別に宇宙航空研究開発機構（JAXA）によって年齢・性別ごとに定められている[4]。

その他、自然起源放射性物質（NORM）の産業利用に伴う職業被ばくがある。非鉄金属製造業、石油・石炭製品製造業、化学肥料製造業、鉄鋼業、耐火物製造業等において、天然放射性核種を含むジルコニウム鉱石、モナザイト、チタン鉱石、アルミニウム鉱石、モリブデン鉱石、タング

ステン鉱石、マンガン鉱石等を国外から輸入して取り扱う場合があるが、被ばく線量は基本的に1 mSv/ 年を下回る。

5 被ばくの種類

放射線被ばくは、放射線源の位置、被ばくの範囲、被ばくの期間ごとに**表4**に示す種類に分けられる。外部被ばくは体外にある放射線源によって生じる被ばくであり、放射線発生装置から放出される放射線による被ばくや、大地に含まれる放射性物質から放出される放射線による被ばくが含まれる。一方、内部被ばくは体内の放射性核種によって生じる被ばくであり、その原因として飲食物に含まれる放射性核種の経口摂取、空気中に存在する放射性核種の吸入摂取、核医学診断・治療における放射性薬剤の投与などがあげられる。被ばくの範囲に着目した場合は、全身が放射線にさらされる全身被ばくと、部分的にさらされる局所被ばくに分類される。また、被ばくの期間に着目した場合は、1回または比較的短時間のうちに被ばくする急性被ばくと、長期にわたって被ばくが継続する慢性被ばくに分類される。

表4 被ばくの種類

被ばくの分類方法	被ばくの種類	被ばくの違い
放射線源の位置	外部被ばく	体外にある放射線源による被ばく
	内部被ばく	体内の放射性核種による被ばく
被ばくの範囲	全身被ばく	全身が放射線にさらされる被ばく
	局所被ばく	部分的に放射線にさらされる被ばく
被ばくの期間	急性被ばく	1回または比較的短時間の被ばく
	慢性被ばく	長期にわたる被ばく

1）外部被ばくと内部被ばく

外部被ばくと内部被ばくでは、α線、β線、γ線といった放射線の種類に対して影響に大きな差がある。例えば、放射性核種の体表面汚染による外部被ばくの場合、透過力の弱いα線はエネルギーのすべてを表皮で失ってしまうため、人体への影響はない。α線よりも透過力の強いβ線は、放射線感受性の高い皮膚の基底細胞や毛根細胞に到達するため、被ばくの程度が大きいと皮膚が赤く変色する紅斑や脱毛等が生じる可能性がある。γ線はエネルギーに応じて体内のさまざまな臓器・組織への被ばくをもたらすことになる。内部被ばくの場合も、γ線が体内のさまざまな臓器・組織への被ばくをもたらすことは外部被ばくと同様であるが、α線やβ線の場合はそれらが放出された臓器・組織のごく近傍ですべてのエネルギーが吸収され、被ばく線量に寄与する点で異なる。特に、α線は放射線加重係数も大きく、内部被ばくによる線量が大きくなりやすい特徴がある。

内部被ばくをもたらす放射性物質や放射性薬剤の体内挙動は、その種類によって大きく異なる。例えば、ストロンチウム（^{90}Sr等）はカルシウムと同様に骨格に取り込まれやすいが、セシウム（^{134}Cs、^{137}Cs等）はカリウムと同様に全身の筋肉に取り込まれやすい。また、ヨウ素は甲状腺ホルモンの合成に必要な元素であり、放射性ヨウ素（^{131}I等）も安定ヨウ素と同様に甲状腺に取り込まれやすい。またウランを体内に取り込んだ場合は、内部被ばくによる影響だけでなく、腎機能への化学毒性についても注意する必要がある。

2）全身被ばくと局所被ばく

全身被ばくではすべての臓器・組織で放射線の影響が現れる可能性がある。局所被ばくでは基本的に被ばくした臓器・組織のみに影響が現れるが、免疫系や内分泌系の組織が被ばくした場合は、直接被ばくしていない臓器・組織に間接的な影響が生じる場合もある。

全身被ばくの線量が高い（1,000 mSv 以上）場合、複数の臓器・組織において機能低下をもたらす急性放射線症候群が生じる可能性がある。特に放射線感受性の高い骨髄、消化管粘膜、皮膚、血管への複合的な影響に注意する必要があり、治療にあたっては血液内科、感染症内科、消化器科、皮膚科など幅広い医療専門家の協力が必要となる。国内では 1999 年にウラン加工工場において臨界事故が発生し、中性子による高線量被ばくによって 3 名に急性放射線症候群が生じた[5]。

局所被ばくによる影響は被ばくする臓器・組織によってさまざまである。例えば、骨髄では造血機能の低下、生殖腺では一時不妊や永久不妊、水晶体では白内障が生じる可能性があるが、γ線による 500 mGy 以下の線量で生じる可能性のある組織反応は、一過性の影響にとどまると考えられている。β線や低エネルギーの X 線による被ばくでは、皮膚の紅斑、脱毛、潰瘍、壊死等に注意する必要がある。

3）急性被ばくと慢性被ばく

放射線によって生じる影響は、たとえ被ばく線量が同じであったとしても、それを比較的短い時間で受ける急性被ばくか長い時間をかけて受ける慢性被ばくかによって異なる。急性放射線症候群は、高線量の急性被ばくで生じやすい。ICRP は、放射線被ばくによる動物やヒトの細胞における染色体異常や突然変異の誘発に関する実験結果等から、放射線防護を目的として低線量・低線量率の慢性被ばくによる発がん等の確率的影響のリスクが急性被ばくに対して半分であるとみなすこととしている。

原子力発電における使用済み核燃料にはアクチニド元素とよばれるプルトニウムやアメリシウム等の放射性核種が含まれている。これらの放射性核種は比較的半減期が長く、体内に取り込まれると数十年以上にわたって肺、骨格、肝臓等に残留する特徴があるため、核燃料再処理等の過程で内部被ばくを伴う事故が生じた場合は長期の慢性被ばくとなる可能性がある。内部被ばくの程度が大きい場合は、体内除染剤を投与することで体内の放射性核種の排泄を促進させることができる。アクチニド元素を対象とする代表的な体内除染剤は DTPA とよばれるキレート剤であり、静脈投与された DTPA は血液中のアクチニド元素と結合して速やかに尿中へと排泄される。2017 年に国内で発生したアクチニド元素による内部被ばく事故では、5 名の放射線業務従事者に DTPA が投与された[6]。

6 原子力災害

原子力発電所などで発生した事故や異常事象の影響度は、国際原子力事象評価尺度（INES）によって「レベル 0」から「レベル 7」までの 8 段階で評価される。INES ごとの事象および過去の事故例を**表 5** に示す。レベル 0 は「尺度未満」であり、レベル 1 からレベル 3 が「異常事象」、レベル 4 からレベル 7 が「事故」に分類される。原子力事故は 1940 年代から数多く発生しているが、INES によるレベル評価がなされていない事例も多い。最大のレベル 7 に相当する事故として、チョルノービリ原子力発電所事故（1986 年）と福島第一原子力発電所事故（2011 年）がある。いずれの事故でも、原子炉内に存在していた ^{131}I、^{134}Cs、^{137}Cs などの放射性核種が環境中に放出され、

公衆への被ばくをもたらした。

　環境中に放出された放射性核種は、放射性雲（プルーム）として大気中を移行する。特に屋外で活動中にプルームが到達すると、プルーム内で放出された放射線による外部被ばくや、プルームそのものを吸入摂取することによる内部被ばくが生じる可能性がある。また、プルーム内の放射性核種は少しずつ地表面に沈着していくため、プルームが通過した後も地表面に残された放射性核種による外部被ばくや、汚染した飲食物の経口摂取による内部被ばくに注意が必要となる。特に、空気中の放射性核種は降雨や降雪によって地表面に沈着しやすい特徴がある。

　チョルノービリ原子力発電所事故では、主に ^{131}I で汚染したミルクの経口摂取による内部被ばくに起因して小児甲状腺がんが増加したと考えられている。チョルノービリ原子力発電所事故によって避難した小児の甲状腺線量は多くの場合 0.2 〜 5.0 Gy であったのに対して、福島第一原子力発電所事故ではほとんど 0.02 Gy 未満であったと評価されており、将来的に国内において ^{131}I の内部被ばくによる小児甲状腺がんの有意な増加が確認される可能性は低いとされている。

表5　国際原子力事象評価尺度（INES）による影響度の評価

事象の分類	INES（レベル）	事象	過去の事故例（年）
事故	7	深刻な事故	チョルノービリ原子力発電所事故（1986） 福島第一原子力発電所事故（2011）
	6	重大な事故	キシュテム事故（1957）
	5	広範囲への影響を伴う事故	チョークリバー原子炉事故（1952） ウィンズケール火災（1957） スリーマイル島原子力発電所事故（1979）
	4	局地的な影響を伴う事故	東海村 JCO 臨界事故（1999） セラフィールド事故（1979）
異常事象	3	重大な異常事象	-
	2	異常事象	-
	1	逸脱	-
尺度以下	0	尺度未満	-

　原子力災害等による被ばく事故への対応には、さまざまな分野の専門家・関係者による連携が要求される。急性放射線症候群のおそれがある放射線作業従事者の受入れや救急救命措置はもちろんのこと、環境中に放出された放射性物質を対象とした大規模な環境モニタリング、被ばくの可能性のある作業者や公衆を対象とした個人モニタリング・被ばく線量の評価・被ばくを低減するための防護措置、被災住民を対象としたリスクコミュニケーション、長期的な医学的フォローアップの提供等が必要となる。国内では、原子力規制委員会による原子力災害対策指針に基づき、基幹高度被ばく医療支援センター、高度被ばく医療支援センター、原子力災害医療・総合支援センター、原子力災害拠点病院、原子力災害医療協力機関からなる原子力災害医療体制が整備されている[8]。特に、全国で約 50 機関が指定されている原子力災害拠点病院は原子力災害医療派遣チームを有しており、原子力災害に対する傷病者等の受け入れに加えて、派遣チームによる病院外での診療等に備えている。量子科学技術研究開発機構や原子力安全技術センターなどは、医師、看護師、診療放射線技師等の医療従事者を対象として、原子力災害への対応に必要となる放射線防護や放射線影響に関する研修を定期的に開催している。被ばく患者等の看護や搬送時の随行を担う看護師の役割も非常に重要であり、日本放射線看護学会は放射線看護教育の普及活動も開始している。

⑦　放射線防護

　ICRP は、疫学的評価によって将来にわたる放射線リスクの有意な上昇が確認されない低線量の被ばくに対する放射線防護の基本として、以下に示す「正当化」、「防護の最適化」、「線量限度の適用」という3つの原則を示している。

◆正当化：放射線の利用開始など、放射線被ばくの状況を変化させる決定は、それを実施することによる便益が害を上回る場合のみ認められるべきである。

◆防護の最適化：被ばくする線量は、経済的および社会的な要因を考慮して、合理的に達成できる限り低く保たれるべきである。

◆線量限度の適用：計画された被ばくにおいて、個人の線量の合計が線量限度を超えるべきではない（患者の医療被ばくを除く）。

　線量限度は、放射線を利用する行為に伴う計画的な被ばくに対する管理を目的として使用されるものであり、原子力事故等によって環境中に放出された放射性物質による予期せぬ「緊急時被ばく」、自然放射線や環境中に残存した人工放射性核種による「現存被ばく」、放射線診断や治療によって被ばくする「医療被ばく」には適用されない。

1）緊急時被ばくおよび現存被ばくにおける最適化

　ICRP は、放射線を利用する行為に伴う計画的な被ばくに対する公衆の線量限度を年間 1 mSv として管理することを勧告している。100 mSv 未満の急性被ばくによる発がんなどの放射線リスクの有意な上昇は確認されておらず、1 mSv が放射線リスクの有無が分かれる境界線というわけではない。原子力災害によって環境中に放出された放射性核種による被ばくの回避・低減のための防護措置を迅速に講じる必要のある初期や、その後のさらなる被ばくの低減に向けた追加措置が検討される中期における緊急時被ばく状況では、100 mSv 以下の「参考レベル」による被ばくの最適化が推奨される[9]。

　参考レベルを使用する目的は防護対策を優先すべき人々の特定を促すことであり、参考レベルの設定段階では一部の集団や個人の被ばく線量が参考レベルを超えている状況にある。このような参考レベルを超えて被ばくする集団や個人に対して優先的に防護措置を講じることにより、不公平さを抑制しながら集団全体の被ばくを効率的に低減することが参考レベルによる最適化の仕組みである。集団全体の大部分が参考レベルを下回れば、より低い参考レベルを設定することが可能となり、これを繰り返すことで段階的に被ばく線量を低減する最適化プロセスを進めることができる。

　放射線源の安全性が十分に確保され、人々が生活する地域での防護措置が実施される長期における現存被ばく状況では、20 mSv/ 年以下の参考レベルによる最適化が推奨される[9]。最終的には合理的に達成可能なレベルまで被ばく線量を低減することが目標であり、参考レベルの下限値の選択・合意にあたっては、社会生活や経済活動の持続可能性等を考慮しながら、関連するすべての利害関係者の見解を適切に取り入れる必要がある。

2）医療被ばくにおける最適化

　患者にとって必要な放射線診断・治療を制限することによって本人の便益を損なうことがないよう、医療被ばくには線量限度が適用されず、正当化および最適化の原則に基づく放射線防護のみ

が要求される。ICRP は、放射線診断および IVR における最適化のツールとして、「診断参考レベル（DRL）」[7] の導入を提案している。本章 ③1）項で述べたように、放射線診断等に伴う被ばく線量は検査の種類によって大きく異なる。また、同じ検査であっても実際の被ばく線量は医療機関によって差がある可能性がある。DRL は検査項目ごとに一般的な放射線量として設定され、同一の検査に対する放射線量が DRL よりも高い場合にその原因や妥当性を調査するための判断基準として利用される。放射線量が適切に最適化されていることが確認されれば、ある医療機関においてDRL を超過しても問題ない。むしろ、患者の体重や体格によって必要な放射線量が異なる場合もあるため、必要不可欠な画像診断能を有する画質を担保することに留意しなければならない。また、必要な放射線量は検査に使用する機器や手法によって異なるため、国や地域ごとに設定する必要がある。日本では 2010 年に医療被ばく研究情報ネットワーク（J-RIME）が設立され、放射線診療における施設・機器・頻度・被ばく線量・リスク評価に関するデータを収集しながら、国内の医療被ばくに関する実態の把握と管理体制の構築を目的とした活動が進められている。J-RIME が中心となって検討された日本における DRL が 2015 年に公表され、2020 年に「日本の診断参考レベル（2020 年版）」として改訂された[10]。一般撮影、CT 検査、透視撮影、乳房撮影、核医学検査、歯科 X 線撮影、IVR に分類されるさまざまな検査に対して網羅的に DRL が設定され、医療被ばくにおける最適化が促進されている。

参考文献

1) UNSCEAR. Exposures of the public and workers from various sources of radiation, UNSCEAR 2008 Report Annex B, 2010.
2) 原子力安全研究協会. 生活環境放射線（国民線量の算定）第 3 版, 2020.
3) 放射線審議会. 航空機乗務員の宇宙線被ばくに関するガイドライン. https://warp.da.ndl.go.jp/info:ndljp/pid/9483636/www.nsr.go.jp/archive/mext/b_menu/shingi/housha/sonota/06051009.htm（2023 年 10 月 31 日参照）
4) 宇宙航空研究開発機構. 国際宇宙ステーション搭乗宇宙飛行士放射線被ばく管理規程. https://iss.jaxa.jp/med/research/radiation/pdf/kitei_130626_a.pdf（2023 年 10 月 31 日参照）
5) 放射線医学総合研究所. 東海村ウラン加工工場臨界事故に関する放医研報告書. NIRS-M-143, 2001.
6) H. Tatsuzaki, T. Tominaga, E. Kim et al. An accident of internal contamination with plutonium and americium at a nuclear facility in Japan: a preliminary report and the possibility of DTPA administration adding to the diagnosis. Radiat. Prot. Dosim. 182(1), 98-103, 2018.
7) ICRP. Diagnostic reference levels in medical imaging, Ann. ICRP 46(1), ICRP Publication 135, 2017.
8) 量子科学技術研究開発機構・編. 被ばく医療診療手引き. 集賛舎, 2022.
9) ICRP. Radiological protection of people and the environment in the event of a large nuclear accident: update of ICRP Publications 109 and 111, Ann. ICRP 49(4), ICRP Publication 146, 2020.
10) J-RIME・他. 日本の診断参考レベル（2020 年版）. http://www.radher.jp/J-RIME/report/JapanDRL2020_jp.pdf（2023 年 10 月 31 日参照）

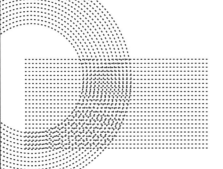

第3章

放射線影響

　放射線への人体への影響は、1895年にレントゲン博士が放射線（X線）を発見された後すぐに確認されるようになった。放射線が発見されたときには、光の一種と考え、可視光と同じような影響だと認識されていた。そのため研究者は無防備な状態で実験をしており、技術者や医師などの皮膚炎が報告されるようになった。ウランの放射能を発見したベクレル博士は、ラジウムを含むガラス容器を胸ポケットに持ち歩き、紅斑を発症した。その発見からキュリー博士らは、放射線によって紅斑ができることを確かめるため、同じことを繰り返し紅斑ができることを確かめた。放射線に関わる発見や研究が進むなかで、医療や原子力での放射線の応用が進むようになり、その過程のなかで、放射線の人体への影響が戦争や事故によって明らかになるようになった。

　そもそも放射線はどのように人体に影響を与えるのか？　人体への影響は自然放射線と人工放射線によって変化せず、線量によって変化する。細胞単位ではミトコンドリアやリボソームや核などが細胞に存在する。さらに細胞のなかには細胞核とよばれるものがある。細胞核は核膜に覆われており、そのなかには生物の働きや遺伝情報に関わるデオキリボ核酸であるDNAが収納されている（図1）。放射線は電離作用をもつため、人体に放射線が当たると細胞のなかに含まれるDNAなどに電離作用を与える。線量が高くなると電離作用の頻度も高くなり細胞への影響も多くなる。具体的な影響には、DNA損傷、細胞分裂の遅延、酵素活性の低下などがある。DNA損傷は放射線の電離作用で引き起こされ、細胞核にある遺伝情報を傷つけることで、その後の細胞分裂や機能を失うことで細胞死につながる。電離作用は線量に応じて、頻度が変化する。高い線量では、電離作用に頻度は高くなり、細胞死の頻度も増加するようになる。本項では放射線影響について、細かく分類して説明していく。

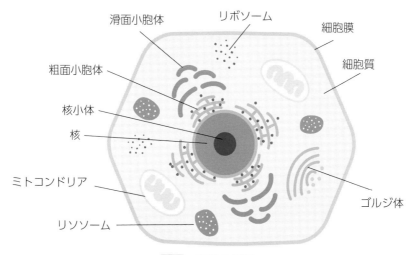

図1　細胞の構造

1　確率的影響と確定的影響

　放射線の影響が表れるかどうかは、被ばくした線量に関係する。普段の生活から人は自然放射線として大地や宇宙から放射線を被ばくしているが、自然からの放射線は低線量の被ばくのため影響は表れない。つまり放射線被ばくの影響は線量によって変化することがわかる。放射線被ばくの影響には、確定的影響と確率的影響がある。確定的影響は、影響が発生する最小の線量であるしきい値線量が存在する。具体的にしきい値とは、着目している影響が、放射線被ばくした人の1%に発生する最小の線量と定義されている。しきい値線量を超えた場合には、被ばく線量に比例して影響の頻度と重篤度が高くなる。一方、がんや遺伝的影響は確率的影響に分類され、確定的影響と異なりしきい値をもたないと仮定されている。線量の増加と伴い発生率が増加するが、発生率と重篤度は関係しない。放射線防護の観点から放射線被ばくによる影響でしきい値があるものを確定的影響、しきい値がない影響を確率的影響と分類する（**表1**）。確率的影響はしきい値のない直線仮説が受け入れられており、疫学調査では検出限界は 100 mSv とされている（**図2**）。一方、100 mSv 以下の低線量では確率的影響を検出することは難しい。ICRP（国際放射線防護委員会）において放射線防護の目的は、確定的影響の発生を防止して確率的影響を容認できるまで抑えることとしている。

表1　確定的影響と確率的影響のまとめ

影響の区分	線量との関係性	しきい値	放射線防護の目標
確定的影響（白内障、不妊、皮膚障害など）	発生頻度、重篤度	あり	発生防止
確率的影響（がん、遺伝的影響）	発生頻度	なし	許容できる範囲までリスクを下げる

線量と発生頻度の関係

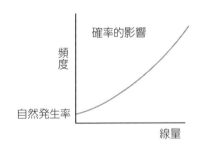
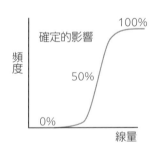

線量と重篤度の関係

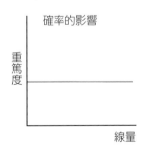
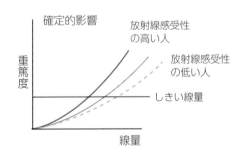

図2　確率的影響と確定的影響の特徴

2 急性障害と晩発性障害

　前述で説明した確定的影響なかで、短時間に多くの放射線被ばくすることで生じる身体的影響には急性障害がある。一方、晩発影響には身体的影響と遺伝的影響に分類され、確定的影響は身体的影響の一部が含まれ、確率的影響には遺伝的影響が含まれる（**図3**）。

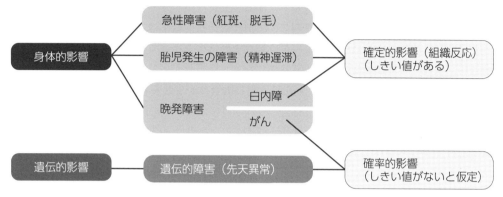

図3　放射線影響の分類

1）急性障害

　全身や広範囲に 1 Gy 以上の線量を被ばくすると、臓器や組織に障害が表れる。被ばく後数時間から数週間以内に発熱、吐気、嘔吐などの症状を示すことが多い。これらの症状を急性放射線症候群（急性放射線症）という。人体の必要な血液のもとである造血系や、食べ物を消化する消化管系に重篤な障害が生じた場合、下記で説明する個体死に至る。急性放射線症候群は時間区分によって、①前駆期、②潜伏期、③発症期、④回復期または死亡に分類することができる

　　①前駆期：放射線被ばく後約 48 時間以内に生じる症状で、吐気、嘔吐、めまい、下痢など。放射線宿酔ともよばれ、お酒を飲んだ後の二日酔いや海水浴などで大量の日光を浴びたときの症状と似ている。

　　②潜伏期：前駆症状が一時的に消失する時期。潜伏期間は線量に依存し、高線量の放射線被ばくほど期間が短くなる。

　　③発症期：放射線被ばく線量に応じて、免疫機能の低下や出血などの造血障害、下痢や脱水消化管障害、脳や血管系の障害の中枢神経障害が表れる時期

　　④回復期または死亡：放射線被ばく後に表れた症状が回復する時期。障害が致死的な場合、個体死に至る。

2）急性放射線症候群による個体死

①骨髄死

　造血系の障害により生じる個体死。ヒトの場合、全身に 4 〜 6 Gy 前後の放射線被ばくにより生じる。造血幹細胞から白血球、血小板、赤血球が生成される。白血球は体外からの細菌やウイルスなどの異物を除去し、感染症を防ぐ役割をもっている。血小板は出血が生じた場合に、止血する役割がある。赤血球は全身に酸素を運ぶ役割をもっている。全身に 4 〜 6 Gy 前後被ばくすると造血幹細胞からの白血球、血小板、赤血球の供給が停止する。白血球の減少は感染症、血小板の減少は出血、赤血球の減少は貧血のリスクを高める。感染症、出血、貧血は骨髄死の原因となるため、これらを防ぐ抗生物質や輸液の投与によって骨髄死の耐用線量を上げることができる。他にも造血幹

細胞を移植する骨髄移植することでも骨髄死を免れることができる。

②腸管死

　消化管系の障害により生じる個体死。ヒトの場合、6 Gy 以上の被ばくから観察される。粘膜上皮細胞は、日々、幹細胞から新しい分化した細胞が供給される。それと同様に古くなった分化した細胞は排除される。粘膜上皮細胞を再生できないほどの線量を被ばくすると、幹細胞から分化した細胞が供給されなくなり、分化した細胞が不足するようになる。その結果として、粘膜上皮細胞の数が減少し、消化管の機能の低下を引き起こす。消化管の機能低下は、下痢、食欲不振、電解質の喪失が生じる。抗生物質や輸液によって、生存期間を延ばすことはできるが、生存率を伸ばすことはできない。腸管死の潜伏期間は、3 〜 10 日間になる。腸管死が生じる線量でも骨髄死が生じるが、潜伏期間（30 〜 60 日）が腸管死より長いため、先に腸管死が生じる。

③中枢神経死

　中枢神経の障害により生じる個体死。ヒトの場合、15 Gy 以上の被ばくで生じる。潜伏期間は線量に依存し、線量が高いほど潜伏期間が短くなる。ヒトの身体は無意識のなか呼吸、心拍、血圧、血糖値などを調整している。中枢神経死では、ヒトの恒常性を維持している神経や脳の組織が損傷してしまうため、ヒトの恒常性を維持できなくなり、死に至る。

　晩発障害は、放射線被ばく後に生き残った細胞が修復できない損傷を生じることで引き起こされ、放射線被ばく後数か月以上を経て現れる障害になる。晩発障害は、発がんと白内障、広義の意味では寿命短縮も含まれる。前述の説明であったように発がんは確率的影響に含まれるが、白内障は確定的に分類されている。

③　遺伝性影響

　前述したように、確率的影響には発がんと遺伝的影響がある。生殖腺の被ばくの影響には、確定的影響の不妊がある。一方、生存した精巣や卵巣などの生殖器官に放射線被ばくすると、その後の子孫に放射線の影響が遺伝する可能性がある。これを遺伝的影響という。

　放射線による生殖腺への影響には、DNA の情報が変化する遺伝的突然変異（点突然変異）や染色体構造が変化する染色体異常がある。被ばくした個体の子どもに生じる次世代影響、それ以降の世代を含めると継世代影響に分類される。遺伝的影響は動物実験で観察されているが、ヒトでは観察されていない。放射線防護では遺伝的影響は前述したように確率的影響に分類される。遺伝的影響はアメリカ人の遺伝学者のマラー（Muller）が、ショウジョウバエに X 線を照射するとその子孫の翅に異常が生じることから遺伝的影響を発見した。第二次世界大戦後には、いろいろな化学物質を含めて突然変異が発生することが報告され、放射線でも初めて報告された。初期の放射線影響の研究では遺伝的影響は、ショウジョウバエや植物が使用されて研究されてきた。その後、ヒトにより近いマウスで研究され、マウスの毛色などの表現系を調べた研究でも遺伝的影響が観察された。これらの研究から遺伝的影響について、突然変異率は線量の増加とともに直線的に増加することが明らかになった。他にも低線量率照射よりも高線量率照射で高い確率で遺伝的影響が生じることが発見された。ヒトでの影響は原爆被爆生存者で体重、性比、がんの発生率などさまざまな観点から調査が継続されている。しかし、動物実験では劣性の遺伝を検出できるように工夫されているが、ヒトではこのような工夫をすることはできない。このためヒトでの遺伝的影響はあったとしても検出することが大変難しい。そのため、ICRP では遺伝的影響を安全側の立場で評価を行い、確率的影響として分類している。

　遺伝的影響は国連科学委員会による UNCEAR 報告や米国科学アカデミーによる BEAR 報告に

おいて、ヒトの遺伝的影響のリスクを推定している。ただし、現在までヒトでは観察されていないため、マウスの実験データを使用してリスクを推定している。ヒトでの遺伝性影響のリスク推定には、直接法と間接法が用いられる。直接法では、マウスなどの実験データと補正係数を用いてヒトでの影響を推定する。直接法に使用される実験データには、高線量率・分割照射を受けた雄マウスを用いた優性の骨格異常突然変異と白内障突然変異などや、高線量率または低線量率・単一照射を受けたヒト、マーモセット、カニクイザルおよびアカゲザルの精原細胞から相互転座誘発率が推定に使用される。一方、間接法は倍加線量ともよばれ、自然突然変異率の2倍を発生させるに要する放射線被ばく線量と定義されている。マウスの実験データとヒトの自然突然変異の頻度を考慮して、ヒトの遺伝的影響が倍加線量法で評価されている。倍加線量法を用いて、子と孫までの遺伝的影響をリスクについてICRP 2007年の報告では、約 0.2% /Gy と推測しており、これは、1 Gy あたり 1,000人中2人の発現することを意味している。原爆被爆者生存者の疫学調査が現在でも進行中であり、寿命調査、健康影響調査やさまざまな分子レベルの調査が行われている。こうした調査結果から、従来心配されていたほどには遺伝性影響のリスクは高くないことが明らかになってきたため、生殖腺の組織加重係数の値も、0.25（1977年報告）、0.20（1977年報告）、0.08（2007年報告）で変化しており、最近の勧告ではより小さい値に変更されている。

④ 組織の放射線感受性

　放射線の感受性は組織ごとで変化する。同じ線量を被ばくしたとしてもその影響は組織ごとに異なり、それを組織の放射線感受性という。組織の放射線感受性を示す法則に、ベルゴニー・トリボンドの法則がある。この法則では、①細胞分裂頻度の高い細胞、②将来の分裂回数の多い細胞、③形態および機能が未分化な細胞、に該当する細胞は放射線感受性が高いとされている。放射線障害を予測するためには、臓器・組織の影響を理解しておくことが重要になる。

　放射線の線量には、グレイ（Gy）の単位が用いられている。この単位は、吸収線量という物理量として放射線治療や計測で使用されている。放射線にも種類があり、X線CT装置や一般撮影で使用される光子線（γ線、X線）と放射線治療で使用される陽子線や重粒子線では同じ線量でも生体内の影響が異なる。この放射線の種類による生体内の影響の違いを補正するために、放射線加重係数が用いられる。吸収線量に放射線加重係数をかけると等価線量が求められる。放射線加重係数を表2に示す。一般撮影などで用いるX線の放射線加重係数は1であるが、放射線治療などで使用される重粒子線やα線は20になる。これは同じ吸収線量であっても、20倍等価線量が異なることを意味している。等価線量に関しては、放射線の種類ごとに線量を求めるため、等価線量限度は組織ごとに設定される。放射線業務従事者の等価線量限度を表3に示す。水晶体の線量限度は100 mSv/5年で年間の線量限度は50 mSvに設定されている。また皮膚の等価線量の限度は、500 mSvと設定されている。妊娠している女子には厳しい線量限度が適用され、妊娠の申告から妊娠期間中につき腹部表面線量2 mSvとされる。

表2　ICRPの勧告による放射線加重係数

放射線の種類	1990年勧告	2007年勧告
光子線（γ、X線）	1	1
電子線	1	1
陽子線	5	2
重粒子線、α線	20	20
中性子線	エネルギーによって、2〜20で変化する。	

表3 等価線量の線量限度

一般	眼の水晶体 100 mSv/ 5 年、かつ 50 mSv/1 年 皮膚 500 mSv/1 年
女子	腹部表面 2 mSv/ 妊娠中
緊急作業	眼の水晶体 300 mSv 皮膚　1 Sv

　一方、組織によって放射線感受性が異なる。この後に組織ごとの放射線の影響について説明するが、放射線の線量には組織の感受性を考慮した単位があり、それを実効線量という。等価線量では放射線の種類によって放射線加重係数を乗じて、組織ごとに算出される。実効線量では組織加重係数を乗じた後に、合算することで全身の影響に関する線量を算出している。実際の放射線影響は性別や年齢で変化するが、組織加重係数を用いることで放射線の全身影響を評価している（**表4**）。組織加重係数は ICRP の勧告で変化している（**表5**）。現在の日本の法律では ICRP の 1990 年の勧告を使用して規制されている。

表4 実効線量の線量限度

一般	100 mSv/5 年、かつ 50 mSv/1 年
女子	5 mSv/3 か月、内部被ばく 1 mSv/ 妊娠中
緊急作業	100 mSv

表5 ICRP の勧告による組織加重係数の推移

組織	1977 年	1990 年	2007 年
赤色骨髄	0.12	0.12	0.12
結腸		0.12	0.12
肺	0.12	0.12	0.12
胃		0.12	0.12
乳房	0.15	0.05	0.12
生殖腺	0.25	0.20	0.08
膀胱		0.05	0.04
食道		0.05	0.04
肝臓		0.05	0.04
甲状腺	0.03	0.05	0.04
骨表面	0.03	0.01	0.01
脳			0.01
唾液腺			0.01
皮膚		0.01	0.01
残りの組織	0.30	0.05	0.12

　実際の実効線量限度をみていくと、放射線業務従事者の実効線量限度は 100 mSv/5 年かつ 50

mSv/ 年と定められている。この線量限度は生涯の線量限度を 1 Sv と定め、年間を 20 mSv（就労期間を 50 年間と考える）としている。女性に関しては、5 mSv/3 か月かつ内部被ばく 1 mSv/ 妊娠中とされている。

　多くの現場では線量限度に近づくと放射線業務から外れ、放射線業務以外の業務につくことになる。等価線量と実効線量限度は、原爆被爆者生存者などの疫学から影響がほぼない値が設定されている。特に女性に関しては、妊娠中の胎児の影響も含めて規制されているため、かなり厳しい限度が適用されている。放射線業務に従事する場合には、線量を測定するためにガラスバッジなどが使用され、どのような放射線業務においても被ばく線量が測定されている。病院では看護師を含め多くの放射線業務従事者が登録されているため、安全な状態で放射線業務が行われていることを理解していただきたい。

5 造血系への放射線影響

　造血組織は骨髄であり、組織加重係数が高い臓器のひとつである。これは放射線被ばく後の影響が高いことを意味している。造血は骨髄の赤色骨髄で行われる。大人では赤色骨髄は体幹分の骨盤や胸骨に分布するが、新生児期をはじめとする幼少期では全身の骨に分布している。幼児では全身の赤色骨髄が全身にあるため、大人と子どもでは放射線感受性が異なる要因と考えられている。

1）血液

　私たちの体にある血液は体重の約 8% 前後と考えられている。血液細胞の種類には赤血球、白血球（好中球、リンパ球、単球、好酸球、好塩基球）、血小板に分類され、それらすべての細胞は骨髄の造血幹細胞から発生する。

①赤血球

　細胞成分で最も多い血球成分。赤血球の数は 1 μL のなかに男性で約 420 ～ 500 万個、女性で約 380 ～ 450 万個といわれている。赤血球にはヘモグロビンが含まれており、体の組織に酸素を届け、各組織から生じた二酸化炭素を肺で酸素と交換する。体に十分な赤血球がないと、酸素と二酸化炭素の交換が効率良く行われず、貧血を引き起こす。高い線量を被ばくした際に貧血になるのは、赤血球の減少によるものになる。

②白血球

　白血球には主に好中球、リンパ球、単球、好酸球、好塩基球の 5 種類があり、それらの総称を白血球という。その役割は体内に侵入してきた細菌、ウイルスなどの異物から体内を守る役割がある。白血球は血液 1 μL 中に約 4,000 ～ 9,000 個程度あり、細菌などを感染したときにはその数が増加する。放射線被ばくによって白血球が減少すると、細菌などに感染しやすくなる。

③好中球

　全体の約 5 割を占め、生体内に侵入してきた細菌などの異物を貪食して感染を防ぐ役割をしている。

④好酸球

　身体の防御反応に関与し、アレルギー疾患や寄生虫感染の応答に重要な役割をもつ。

⑤好塩基球

　細胞内の顆粒にアレルギー反応の原因となるヒスタミンなどを含んでおり、即時型のアレルギー反応を引き起こす。

⑥単球

好中球と同様に貪食作用を有し、感染を防ぐ。

⑦リンパ球

成熟過程の違いから、Bリンパ球、Tリンパ球、それ以外の未成熟なリンパ球に分類される。有害な抗原物質が生体内に侵入すると、Bリンパ球とTリンパ球は協力して抗原物質を無害化する。

⑧血小板

出血を抑える作用がある。血液1 μL中に約13万〜40万個程度あり、減少すると出血が起こりやすくなる。

2）血液細胞への影響

血液細胞が放射線被ばくすると、血液細胞の減少が観察される。その感受性は血球細胞に種類によって異なる。放射線感受性が最も高いのは、リンパ球になる。リンパ球は0.1〜0.2 Gy前後から減少を観察することができる。血球細胞の被ばく後の細胞数の変化を**図4**に示す。被ばく後、リンパ球、顆粒球（好中球）、血小板、赤血球の順に減少する。これは細胞の寿命と関わりがある。リンパ球は数時間から3か月、顆粒球（好中球）は数日から1週間、血小板は約10日、赤血球は約120日のため、血球細胞の寿命によって被ばく後にそれぞれの細胞数が減少する。造血幹細胞からのそれぞれの細胞の供給が停止することによって、血液細胞が不足することになる。被ばくによって血液細胞が減少すると、白血球の減少では感染症、赤血球の減少により貧血、血小板の減少では出血が引き起こされる。これらの症状が重篤な場合、骨髄死が引き起こされる。これらの障害は抗生物質や輸液の投与、または他にも造血幹細胞を移植する骨髄移植でも防ぐことができる。

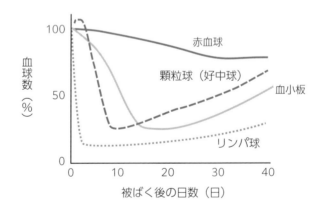

図4　放射線被ばく後の血液組織の減少の違い

6　消化器系への放射線影響

消化器系には口から肛門まで続く器官のことで、消化管は、口腔、食道、胃、小腸（十二指腸、空腸、回腸）、大腸（盲腸、結腸、直腸）、肛門に分類され、食べた物が通過する。消化管の役割は、体に必要な栄養成分を吸収し、吸収できないものを体外に排出する働きがある。消化器系のなかには、消化液を分泌する消化腺があり、唾液腺、肝臓、膵臓に分類される。消化器系の臓器は頻繁に分裂をしており、比較的に放射線感受性が高くなる。ここでは消化器系の臓器とその放射線影響について解説していく。

1）口腔・咽頭

　口腔・咽頭は食物が最初に通過する消化管になる。主な放射線影響としては、粘膜の発赤、浮腫、口腔乾燥、口内炎などの症状がある。口腔・咽頭の放射線障害で特に急性の粘膜炎は頭頸部の放射線治療を受ける患者で生じる。また晩発障害として、放射線治療後に組織の繊維化や、線量が高いときには慢性潰瘍も生じる。

2）食道

　食道は口腔から摂取した食物を胃に届ける消化管になる。食道の放射線感受性は皮膚と同程度になるが、食道がんや肺がんなどの放射線治療で被ばくする可能性がある臓器になる。

3）胃

　胃は口腔で咀嚼によって砕いた食物を消化・分解し、体内に栄養素として吸収する重要な器官である。胃の細胞は分裂が盛んなため、比較的に胃は放射線感受性が高くなる。放射線による急性障害としては、胃潰瘍や胃弱などがあげられる。

4）小腸

　小腸は、胃や十二指腸で消化された食べ物をさらに分解し、栄養素を吸収する働きがある。小腸は身体のなかで最も長い臓器ともいわれ、身長よりも長い約 6 m になる。小腸は消化器系の臓器で最も放射線感受性が高くなる。小腸には絨毛とよばれる上皮細胞から粘膜が構成されている（図 5）。小腸ではこの絨毛とよばれる組織から栄養を吸収している。絨毛は頻繁に分裂しているため、絨毛の細胞は放射線感受性が高くなる。小腸の絨毛を構成する細胞はその幹細胞から常に細胞が供給され、ヒトは 3 ～ 7 日間で細胞が入れ替わる。これらの幹細胞が放射線障害を受け、新しい細胞が供給されなくなると絨毛の脱落や絨毛の高さが低くなる症状が出る。その結果として、出血や電解質の消失などが生じ、感染症のリスクも増加する。先に説明した個体死のなかで腸管死は、小腸の幹細胞分裂が停止することが原因になる。放射線による個体死である腸管死は小腸の組織に生じる。骨髄死より高い被ばく線量で生じるが、潜伏期間が骨髄死より短いため、腸管死が生じる被ばく線量では死因は腸管死になる（骨髄死も進行しているが、潜伏期間が長いため、発症する前に死に至る）。

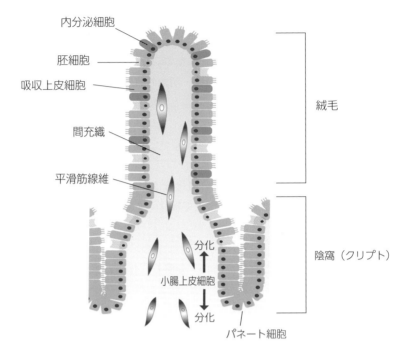

内分泌細胞

胚細胞

吸収上皮細胞

間充織

平滑筋線維

分化

小腸上皮細胞

分化

パネート細胞

絨毛

陰窩（クリプト）

図5　小腸の構造

5）大腸

　大腸は、水分やミネラルを吸収し、便を作る働きとして、食べ物の最後の通り道になる。小腸に続いて、お腹のなかをぐるりと大きく回って、肛門につながる。長さは1.5〜2 mほどの臓器になる。前立腺がんの放射線治療では、大腸を含む腸管に被ばく線量が高くなると腸管から出血や穿孔が問題になる。近年では重粒子治療や陽子線治療が普及してきているため、照射野以外の被ばく線量が減少しているため、放射線技術の向上により腸管の障害が減少すると考えられている。

6）唾液腺

　唾液腺は唾液を分泌する腺であり、口腔内にある。唾液には、食べ物の消化作用だけでなく、抗菌や殺菌作用などもある。咽頭がん、舌がんなどの放射線治療では、被ばく線量が高くなり、一時的な唾液分泌不良による口内乾燥や粘膜炎などが生じる。

7）肝臓

　肝臓は、栄養素の作り替え、血糖調整、胆汁の生成、解毒作用、血液凝固因子などの機能をもつ。肝臓は普段増殖しておらず、損傷が生じたときに増殖して再生する。そのため、肝臓の機能低下は、損傷に対して再生が追いついていないことが原因になる。肝臓は放射線の感受性は高くないが、被ばく領域が広くなると再生が追いつかないため障害が生じる。放射線治療などの高線量の被ばく時には、さまざまな薬剤も併用して使用されるため、それらも肝機能低下につながる。

8）膵臓

　膵臓は、消化液のひとつである膵液や血糖値を調整するグルカゴンとインスリンを生成する。膵臓は比較的に放射線抵抗性を示すが、高い線量を被ばくすると膵液分泌の低下やホルモン生成の

低下などを生じる。

7 生殖器系への放射線影響

　男性の生殖器は精巣、女性の卵巣が生殖器になる。生殖器への被ばくはその後の不妊や遺伝的影響に関わる。前述の確定的影響と確率的影響でも説明したが、不妊は確定的影響に分類される。放射線被ばくによる不妊の原因は、生殖細胞の減少および枯渇によるものになる。一方、遺伝的影響は放射線被ばくによって生殖細胞が生存し、その後、子孫にその影響が生じることである。

　精巣では精子をつくり、男性ホルモン（テストステロン）を分泌する。精子の起源は精原細胞になり、その分化の過程は精原細胞、第一精母細胞、第二次精母細胞、精細胞、精子の順になる（図6）。精原細胞が精子になるまでの過程は約74日間前後と推定され、精子は思春期後から常に新しいものが産生される。精巣での放射線被ばくの影響は、ベルゴニー・トリボンドの法則に従い、未分化な精原細胞で最も高くなり、分化した精子では放射線抵抗性になる。精巣への影響は放射線被ばく後すぐに現れず、一定期間経過してから不妊になる。これは精子および精子細胞は放射線抵抗性かつ精子の寿命も長いためである。精巣に 0.1 Gy を急性被ばくすると精原細胞の分裂および細胞の分化が阻害され、結果的に精子数が減少してしまう。精子の供給が減少すると妊娠が難しくなり、一時的な不妊となる。放射線被ばく線量によって一時的な不妊の期間が変化し、高い線量ほど不妊期間が長くなる。精原細胞が回復するのが難しい線量を被ばくすると精子の供給がなくなり、潜伏期間約3週間で永久不妊になる。急性被ばくでの一時不妊のしきい値は 0.1 Gy、永久不妊のしきい値は約 6 Gy とされている。

　卵巣は両側に1つずつある女性の生殖器になり、卵巣にある卵原細胞は胎児期に体細胞分裂を繰り返し、減数分裂によって一次卵母細胞となるが減数分裂の途中で分裂を停止する。この細胞を原子卵胞とよび、出生時には 200 〜 300 万個あるが、思春期には 20 〜 40 万個まで減少する。実際に成熟して排卵されるのは生涯で約 400 個と考えられている。思春期になると女性ホルモンによって一次卵母細胞が減数分裂を再開し、一次卵母細胞から二次卵母細胞になる。二次卵母細胞は減数分裂を完了すると、成熟卵になる（図6）。卵巣への放射線影響については、精巣と同様に不妊がある。0.65 〜 1.5 Gy を急性被ばくすると妊娠能力が低下する。高い線量になると永久不妊が生じる。永久不妊となる線量は年齢によって変化する。これは年齢によって卵胞の数が減少するためである。約 3 Gy を急性被ばくした場合、1週間以内に永久不妊が生じると考えられている。

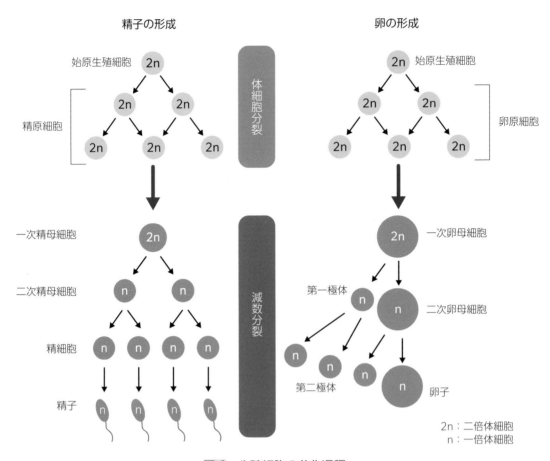

図6　生殖細胞の分化過程

8　脳・中枢神経系への放射線影響

　神経系は中枢神経と末梢神経に分けられ、中枢神経は脳と脊髄から構成されている。

　脳は大脳、間脳、中脳、橋、延髄にさらに分類される。脳幹とよばれる領域は、間脳、中脳橋、延髄から構成される（**図7**）。脳・中枢神経系は通常では分裂しておらず、放射線には抵抗性を示す。一方、脳や中枢神経系の細胞は、放射線などによって細胞が死滅すると、再生することなく、致命的になる。前に説明したように、中枢神経死では 15 Gy 以上の放射線を被ばくしたときに生じる個体死である、潜伏期間は被ばく線量によって変化する。ヒトの体温、心拍、呼吸を維持している脳や中枢神経に高い線量の放射線を被ばくすると、恒常性が保てなくなり、全身の重篤な熱間、興奮状態、昏睡に陥り死亡に至る。何かの疾患を伴う診断のための放射線検査では、脳・中枢神経系に影響を受けるほどの放射線被ばく線量を被ばくすることはまずない。ただし、放射線治療ではこれ以上の放射線線量を腫瘍組織に照射する。脳幹の領域は脳全体を占める面積は大きくないが、自律神経機能制御 呼吸、循環、消化、体温などの生命維持機能を制御するため、放射線の影響が大きくなる。放射線治療では、脳・中枢神経系の被ばく線量を考慮しながら、計画することになる。例えば、肺がん由来の多発性脳転移がある場合には、全脳照射が放射線治療として行われる。晩期障害として認知機能低下などがあり、脳や神経組織の再生機能も期待できないため再照射が難しくなる。局所的な腫瘍の場合、定位放射線治療が実施されるが、照射以外の腫瘍の再発が発生しやすくなる。従来では脳への放射線治療は緩和的に行われてきたが、近年では放射線治療技術の向

上により、腫瘍への線量分布の向上できるようになり、根治治療として放射線治療も着目されている。ただし、脳・中枢神経の細胞は再生する能力がないため、細胞が一度死滅すると、回復することは見込めない。

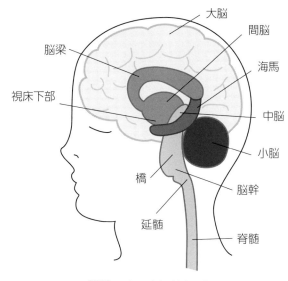

図7 脳・中枢神経系

9 皮膚への放射線影響

　皮膚は外界からの刺激に対して体を保護する役割があり、その組織構成は、表皮、真皮、皮下組織で構成されている。表皮はさらに角質層、淡明層、顆粒層、有棘層、基底層に分類できる。基底層から分裂した細胞は表面に向かってゆっくり移動していき、皮膚の表面に達した角化細胞は、徐々に剥がれ落ち、下の層から押し上がってくる新しい細胞に置き換わる（**図8**）。

　皮膚は外部被ばくでは例外なく被ばくする組織であり、深部に到達しにくいβ線やエネルギーの低いX線などでは障害が問題になる。皮膚での放射線障害に紅斑や剥離などがある。

　これは放射線感受性が高い基底細胞が損傷することで角質への細胞供給が停止することで生じる。基底細胞から角質細胞への移行が約30日以内で生じるため、皮膚での放射線障害は被ばく後30日以内に発生する。皮膚の放射線障害は、やけどの熱傷と異なり、はじめに痛みがないが時間経過とともに表皮の脱落などが生じる（**表6**）。皮膚の初期症状は一過性の発赤になる。これは初期の紅斑であり、3 Gy以上の被ばくから観察される。被ばくした細胞が血管を拡張させることにより、発赤や浮腫が生じる。被ばく線量によって皮膚障害は変化するが、脱毛、色素沈着、水疱、痛みを伴う潰瘍が発生する。基底細胞は細胞分裂が盛んなため、放射線感受性が高く、3 Gy程度から増殖抑制および一過性の脱毛も生じる。さらに高い線量になると血管拡張により、紅斑が発生する。15 Gy以上の線量では、強い紅斑と湿生の落屑と水疱が生じるが、ここまでの段階では皮膚の再生が期待できる。20〜25 Gy以上になると皮下組織の壊死が生じるため、皮膚の潰瘍などが治った後も傷跡が残ってしまう。放射線治療では腫瘍に照射する線量は高くなる。近年では正常組織の障害を減らすために分割照射や定位放射線治療（さまざまな方向から病巣に照射する）などが実施されているが、皮膚への障害は多かれ少なかれ観察される。

第3章　放射線影響

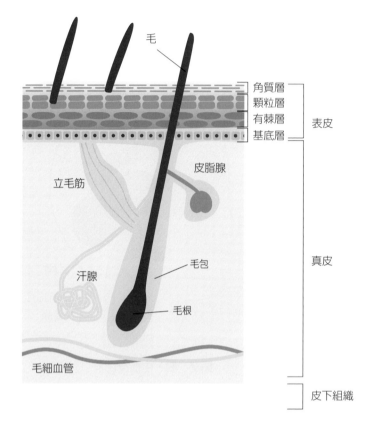

図8 皮膚の断面図

表6 皮膚障害のしきい値と潜伏期間

症状	しきい値線量（Gy）	潜伏期間（日）
紅斑	3 ～ 10	14 ～ 21
脱毛	3 以上	14 ～ 18
乾性落屑	8 ～ 12	25 ～ 30
湿性落屑	15 ～ 20	20 ～ 28
水疱形成	15 ～ 25	15 ～ 25
潰瘍	20	14 ～ 21
壊死	25	21 以上

10　眼・水晶体への放射線影響

　眼はカメラのような構造で、色や形を光の情報を刺激として取り入れている。眼の虹彩はカメラの絞り、水晶体はレンズ、網膜はフィルムに該当する（図9）。眼のなかで水晶体は、放射線感受性が高いため、法令での被ばく線量も厳しく設定されている。近年では水晶体の等価線量限度が100 mSv/5 年かつ50 mSV/ 年に変更された。ここでは水晶体の役割と放射線影響について説明する。

　水晶体は外からの光を屈折させて、網膜に焦点を合わせる役割をもつ。その構造は上皮細胞と

上皮細胞が脱核してできた線維が水晶体嚢に包まれて構成されている（**図9**）。水晶体は赤道部の境界として前嚢と後嚢がある。上皮細胞は前嚢の内側に層を形成しており、赤道部付近には増殖帯にある上皮細胞が分裂して繊維細胞に分化しながら、内部に移行していく。水晶体嚢のなかには繊維細胞が層のように規則正しく配列している。古い繊維細胞である中心部を核、比較的に新しい繊維細胞は皮質とよばれている。水晶体には血管はなく、代謝もないため生涯を通じて分裂した細胞が水晶体内で蓄積していくことになる。これが白内障の原因となる。先に説明したように水晶体は放射線感受性が高いため、放射線防護では重要な臓器になる。白内障は透明な水晶体が混濁し、視覚に異常をきたす疾患である。放射線による視覚性白内障のしきい値は急性被ばくで5 Gy（2～10 Gy）、分割・慢性被ばくでは8 Gyとされている。近年の疫学調査からすべての微小な水晶体白濁が白内障に寄与するとの過程のもと、急性、分割、慢性に関わらず、しきい値を0.5 Gyと設定されている。これに対応して年間の被ばく線量限度が令和3年の4月より、150 mSv/5年から100 mSv/5年（年間50 mSVを超えてはならない）になった。潜伏期間は6か月から数十年（平均2～3年）になる。被ばく線量の増加に伴い、潜伏期間が短くなる。放射線の線質にも依存しており、高LET放射線では白内障が生じやすくなる。白内障の発生機序は、後嚢下白内障、皮質白内障、核白内障に分類され、原因は放射線や糖尿病によって生じるが、主な原因は加齢になる。50%程度の60歳以上の人で加齢（老人）性白内障を生じる。老人性白内障は水晶体の赤道部から白濁が生じる。一方、放射線誘発白内障で最も多いのは、後嚢下白内障で、次いで皮質白内障になる。核内白内障は放射線との関連性は認められていない。ただし、白内障が進行すると水晶体全体が濁ってしまうため、加齢性と放射線誘発白内障の区別をすることが難しくなる。放射線業務従事者の健康診断では眼の検査が実施されるが、これは放射線被ばくによる水晶体の影響を考慮したうえで定期的に実施されている。

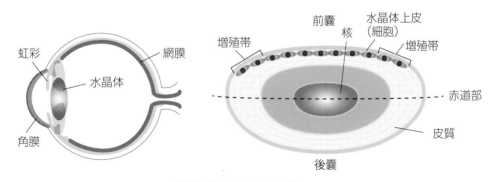

図9 眼と水晶体の構造

11 胎児への放射線影響

　一般的にヒトの妊娠期間は受精から出産までの期間が約40週前後（280日）になる。妊娠初期は0～14週前後、妊娠中期は15～27週前後、妊娠後期は28週から出産までに分類されている。妊娠は約40週で胎児を1つの受精卵から赤ちゃんを育てる期間になる。妊婦が放射線被ばくすると胎児も被ばくする。これを胎内被ばくという。また、妊娠の時期によって胎児の成長部位が異なる（**図10**）。放射線の胎児の影響は、その時期ごとに影響が異なるため、ここではそれぞれの時期での胎児への放射線影響について説明していく。

①着床前期

　受精後から8日目までの期間。この時期は放射線感受性が高く、受精卵に損傷が生じると流産

になる。そのしきい値は 100 mGy になる。正常に着床した場合、正常に発達していく。

②器官形成期

　受精後 9 日〜 8 週目までの期間。この時期の胎児は心臓や眼をはじめとするさまざまな器官を形成している。そのためこの時期での被ばくの影響は、奇形の発生が特徴的になる。そのしきい値は 100 mGy になる。例外として、脳の発育不良となる小頭症は、妊娠 8 〜 15 週齢で生じると考えられている。

③胎児期

　妊娠 9 週から出生までの期間。この時期は臓器、組織が発育・成長により、機能を獲得する時期になる。放射線被ばくの影響は、精神発達遅滞および発育遅滞になる。被ばく時期によって異なり精神発達遅滞は 8 〜 25 週目にしきい値 200 〜 400 mGy で発生しやすく、発育遅滞は 8 〜 40 週目にしきい値 500 〜 1,000 mGy で発生しやすくなる。

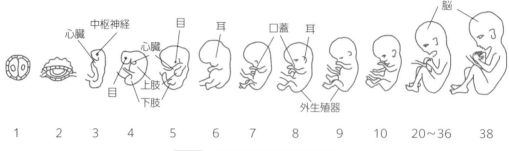

図10　妊娠週齢と胎児の発達

1）胎児への発がん影響

　確率的影響はしきい値がないため、すべての妊娠期間で発がんと遺伝的影響は生じる（**表7**）。ただし、表に被ばく線量と奇形の発生しない割合と子どもの発がんリスクを示す（**表8**）。放射線被ばくがない場合でも、奇形や発がんリスクがあることがわかる。放射線被ばく線量が高くなるにつれて、発がんリスクがわずかに上昇するが、現代医療の放射線検査では一回の検査で 100 mGy を超えることはない。このため発がんリスクは、出生後の生活習慣が強く発がんに影響すると考えられる。過去には妊娠の可能性がある女性に対しては、放射線検査が制限されていた。しかしながら、どの時期においても確定的影響のしきい値線量は、100 mGy 以下とされており、通常の放射線検査の被ばくでは生じない線量になっている。このため、通常の放射線検査であれば必要に応じて、検査を受けることは科学的には問題ないとされている。ただし、多くの妊婦または医療従事者は、これまでの科学的な根拠よりも、妊婦への心情を配慮して放射線検査を控える傾向がある。

表7　胎内被ばくとその影響のしきい値線量

区分	期間	影響	しきい値（mGy）
着床前期	受精後 8 日まで	胚死亡	100
器官形成	受精後 3 〜 8 週目	奇形	100
胎児期	受精後 9 週目から出生まで	精神発達遅延 発育遅延	200 〜 400 500 〜 1000
	全期間	発がん、遺伝的影響	なし

表8　放射線被ばく線量と健康な子どもが生まれる確率

胎児の被ばく線量（mGy） 自然放射線（バックグラウンド） を超えた線量	子どもが奇形を もたない確率（%）	子どもががんに ならない確率（%） （0歳〜19歳）
0	97	99.7
0.5	97	99.7
1.0	97	99.7
2.5	97	99.7
5	97	99.7
10	97	99.6
50	97	99.4
100	97に近い	99.1

12　妊婦への放射線影響

　胎児の放射線影響で説明したように、100 mGy以下ならば有意な影響は観察されない。過去には10日間規則という「放射線検査で緊急に行う必要ないものに限り、生殖可能な年齢の女性の下腹部・骨盤を含む放射線検査は、月経開始後10日間に限って行う」を推奨したことがある。現在では、この規則は廃止されているが、妊娠に気づかずに放射線検査を受けた患者さんで不必要な中絶を希望する事例や、妊婦で放射線検査を断る事例も多くある。科学的には、妊娠の有無、妊娠のどの時期においても現代医療の放射線検査は胎児や妊婦への影響はないと考えられている。しかしながら、妊娠可能な女性および妊婦に対して、説明をせずに無配慮に放射線検査をすることは避けるべきである。もしも、妊娠に気づかずに放射線検査を受けてしまった患者さんには、科学的に放射線検査の被ばく線量は胎児に対して安全であり、不必要な中絶は必要ないことをしっかりと説明する必要がある。

　医療従事者も同様であり、100 mGy以下ならば胎児への影響は観察されない。医療従事者で放射線を使用する業務に従事するものは、放射線業務従事者として登録される。放射線業務従事者は被ばく線量を計測するため、ガラスバッジなどの着用が義務づけられており、被ばく線量が計測される。男女で放射線を計測する線量計をつける位置が異なり、男性は胸部、女性は腹部の装着が義務づけられている（図11）。これは胎児への影響を考慮したうえで、腹部につけるように決められている。また、放射線業務従事者の被ばく線量限度も決められており、実効線量で100 mSv/5年間かつ50 mSv/年間と男女で決められている（表9）。妊娠可能な女性に関しては、実効線量5 mSv/3か月間と定められている。これは100 mSv/5年を年間に換算すると年間で20 mSvになり、それを四半期ごとに分類して計算されている。妊娠可能な女性に関しては被ばく線量がかなり細かく定められていることがわかる。さらに妊娠している放射線業務従事者の場合にはさらに厳しい線量限度が適用され、腹部等価線量は2 mSv、放射性核種による内部被ばく線量は1 mSvが適用される。医療従事者のなかで女性の放射線業務従事者は、管理されたなかで業務を実施していることを理解していただきたい。

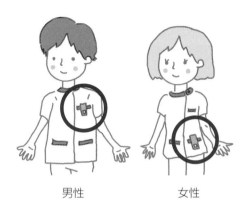

男性　　　　　　　女性

図 11　男女の被ばく線量計を付ける場所の違い

表 9　放射線業務従事者の線量限度

対象者	線量限度
放射線業務従事者（男女）	実効線量：100 mSv/5 年かつ 50 mSv/ 年
妊娠可能な女性	実効線量：5 mSv/3 か月
妊娠中の女性（申告から出産まで）	腹部等価線量：2 mSv、内部被ばく実効線量：1 mSv

13　小児への放射線影響

　ベルゴニー・トリボンドの法則で説明したように、組織感受性は、細胞分裂頻度の高い細胞、将来の分裂回数の多い細胞、形態および機能が未分化な細胞で感受性が高くなる。小児（15 歳以下）は成長段階であり、ベルゴニー・トリボンドの法則に該当する要素が多く、すなわち、成人に比べれば幼若で成長過程にある小児のほうが放射線に対する感受性が高い。

　ここで世界と日本における被ばく線量について考えてみる。図 12 には世界と日本の年間の被ばく線量を示す。UNSCEAR 2008 年の報告では、大地、宇宙、食品、空気中のラドンやトロンなどの自然放射線によって、世界では 2.4 mSv/ 年、日本では 2.1 mSv/ 年になる。このため、日本は世界と比べると自然からの放射線被ばく線量が少ないことになる。一方、医療の放射線を比較すると、世界では 0.6 mSv/ 年、日本では 3.87 mSv/ 年となり、わが国の医療被ばくが多いことがある。この原因は、X 線 CT 装置の保有台数が世界一であることや、貧富に関わらず医療を受給できる国民皆保険制度などが考えられる。近年、日本では医療被ばくにおいて、子どもの放射線被ばくが着目されている。この要因には、病院に来院する人口分布が起因する。人口と病院に来院する分布を図 13 に示す。入院患者の年齢分布を考えると 4 歳以下と 65 歳以上の 2 つのピークをもつ（図 13）。このことを考慮すると上記の医療被ばくの対象の大部分が 4 歳以下と 65 歳以上になることになる。子どもの被ばくが重要になるのは、放射線感受性が高いことだけなく、被ばく後の人生が長いことにも関係している。核医学検査や MRI 検査などの長い時間の検査では鎮静を要することが多いが、鎮静を必要としない一般的な X 線撮影や X 線 CT 検査では、再撮影にならないようにポジショニングを看護師やその他の医療従事者と協力して実施する必要がある。

日常生活における被ばく線量（年間）

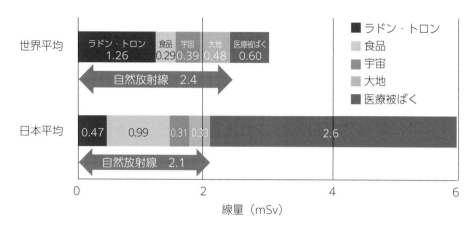

図 12　日本と世界の被ばく線量の変化
環境省 HP 放射線による健康影響等に関するポータルサイト
（https://www.env.go.jp/chemi/rhm/portal/digest/healthcare/detail_003.html）より改変

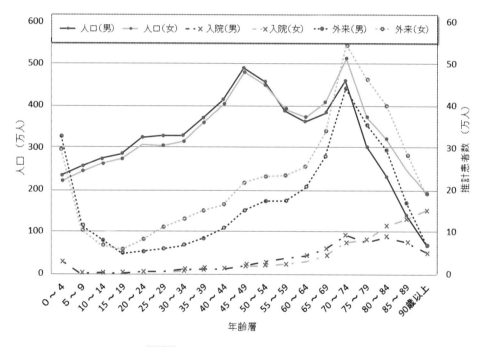

図 13　人口に対する患者数の変化
平成 29 年（2017）患者調査の概況（厚生労働省）

14 放射線発がん

　1895 年に放射線の発見後しばらくしてから、放射線の障害が発見されるようになった。初期の頃は X 線発生装置や医療での応用による皮膚腫瘍などであったが、その後、放射線の研究が進むにつれてさまざまな場面で放射線発がん影響が確認されるようになった。放射線の発がんリスクは、広島・長崎の原爆被爆生存者の疫学調査や医療での被ばくなどの調査から研究されている。

　がんは放射線だけでなく、食事、喫煙、ウイルス、ストレス、環境などのさまざまな要因によって発症し、個々のがんが放射線によるものであると特定することは難しい。放射線でがんが起きているかどうかを検証するためには、多くの集団において、放射線被ばく線量とともにがんの発生率が増加するかどうかを調べる必要があり、広島・長崎の原爆被爆者を主とした疫学調査が発がんリスクを推定するのに使用されている。がんは正常な細胞に変異が入ったものが無限に増殖した結果になる。発がんは放射線だけでなく、身の回りの物質や太陽の紫外線からも生じる。日々な日常の生活なかでもがん細胞が発生しているが、人体には正常な細胞に変異が入った細胞を除去する機構があるため、基本的には変異の入った細胞は除去される。まれに生体内の除去機構からの排除を免れた変異細胞が長年月をかけてがんとして成長する。放射線被ばくによって増加するのは、白血病と固形がんになる。白血病と固形がんの潜伏期間を図に示す（**図14**）。白血病は被ばく後、約2年程度で増加してくる。約6〜8年間で発生率のピークになり、その後減少していく。一方、固形がんに関しては、被ばく後数十年かけて発生率のピークが増加していく。白血病とそれ以外のがんでは被ばく後の潜伏期間が異なることを理解していただききたい。また、放射線被ばくによって、がんが発生しやすい臓器があることもわかっており、骨髄（白血病）、肺、結腸、胃、乳腺などが該当する。

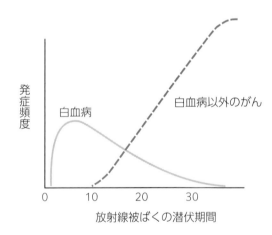

図14　白血病とそれ以外のがんの潜伏期間の違い
平成29年度版放射線による健康影響等に関する統一的な基礎資料（環境省）

　放射線によるがんの発生は、放射線を余分に受けなくても、ある程度の自然発生があり、被ばくが加わると、上積みする形で、がんが発生する頻度がさらに増加する。発がんの影響は先に説明したようにしきい値線量をもたない確率的影響に分類される。つまり、放射線被ばく線量に応じて、発がんの確率が増加することになる。また、外部と内部の被ばくの違いがあったとしても、基本的には放射線被ばく線量で発がんリスクが増加すると考えられている。これまでの放射線の研究により、100 mSv 被ばくするとがんで死亡するリスクが0.5%増加すると考えられている。ただし、

人口でのがんによる死亡が約30%前後あるため、その割合に加えて0.5%増加することになる。例えば、人口1万人中のがんの死亡数は約3,000人となる。この集団全員が、100 mSv被ばくすると、がんの死亡率が3,000〜3,050人増加するということになる。医療被ばくの発がんリスクについても近年研究されており、子どものX線CT検査による発がんリスクの推定などが行われているが、100 mSv以下でのがんのリスクの推定は難しく、増加の有無は今後の研究が必要である。現在の診断領域の放射線では1回の検査で100 mSvを超えることはない。しかしながら、放射線発がんのリスクは線量に応じて増加する。特に子どもの放射線被ばくの場合、被ばく後の人生が成人と比べて長くなるため、不要な放射線検査は避けるべきである。放射線検査を実施する前提として、正当化という概念がある。放射線防護において放射線検査を正当化するということは、放射線被ばくするデメリットよりも放射線検査するメリットが多いということである。放射線検査は非侵襲的に病気を発見できるメリットがあり、早期の疾患の発見はヒトの寿命を延ばすことに役立っている。現在の日本人の死因は、がん、心疾患などが上位を占めている。これらの病気の診断には放射線検査が必須になる。むやみに放射線の影響を心配して放射線検査を嫌がるのではなく、放射線検査は非侵襲的な検査というメリットがあり、日本人の死因の上位であるがんなどを発見できることを理解していただきたい。

　最後に、がんはさまざまな生活要因によって引き起こされるが、近年のがん予防では食事や運動によってがんのリスクが下げられることがわかってきている。放射線の発がんでも同様に生活要因によってリスクが変化すると考えられるため、タバコを吸わない、適性体重を維持する、適度な運動をするなどのがんのリスクが低い生活習慣を保ちながら、早期のがんの発見に放射線検査を用いることががんの死亡率を下げる要因になるだろう。

参考文献

1) 青山　喬, 丹羽太貫・編. 放射線基礎医学　第12版. 金芳堂, 2013.
2) 松本義久・編. 人体のメカニズムから学ぶ放射線生物学. メジカルビュー社, 2017.
3) 福士政広・編. 診療放射線技師　スリム・ベーシック　放射線生物 改定版第2版, メジカルビュー社, 2021.
4) 草間朋子・編. 看護実践に役立つ放射線の基礎知識　患者と自分をまもる15章. 医学書院, 2007.
5) 日本アイソトープ協会. ICRP publication 84 妊娠と医療放射線, 1999.

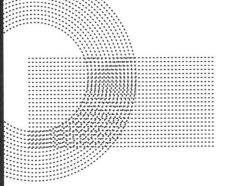

第4章
放射線診断における
放射線の利用と防護

1　放射線診断の基礎知識

　放射線診断とは、放射線診断部門（放射線【診断】科）で行われる画像検査によって、各種疾患の診断を行う検査から診断までの一連のことをいう。図1に放射線診断部門で行われる画像検査の分類を示す。放射線診断部門で行われる画像検査には、X線を使わずに非侵襲的な方法で診断を行う画像検査とX線を使って診断を行う画像検査の2種類がある。さらには、放射性同位元素を患者に投与して、体内の臓器に集積した放射性同位元素から出る放射線（β線やγ線）を計測して画像化する核医学検査もあるが、その特殊性から別部門（核医学診断）として扱う場合が多い。本書においても核医学検査は第5章で取り扱う。

　放射線診断部門で行われる画像検査は、診療放射線技師が医師または歯科医師の指示の下で行われるものがほとんどであるが、X線を使わない画像検査は他の職種（看護師、臨床検査技師など）が行う場合もある。X線を使った画像検査は医師または歯科医師の指示の下、診療放射線技師が画像検査を行い、その画像を放射線診断医が読影して放射線画像診断が行われる。また、X線を使った画像検査はX線による侵襲を伴うことから、診療放射線技師は診断に必要な最低限の放射線量により最大限の画像情報を引き出せるように工夫や努力をして画像検査を行っている。

X線を使わない画像検査
- 超音波（US）
- MRI検査
- 眼底カメラ
など

放射線診断部門で行われる画像検査

X線を使った画像検査
- 単純X線検査
- マンモグラフィ
- 血管造影検査
- 上部消化管検査
- 下部消化管検査
- CT検査
- 骨密度検査
など

放射性同位元素を使った画像検査
- 核医学検査

図1　放射線診断部門における画像検査の分類

　X 線を使った画像検査には、造影剤を使わずに行う検査の単純撮影検査と、造影剤を使った検査の造影撮影検査に大別できる。**表1** に単純撮影検査と造影撮影検査を示す。造影剤を使うことにより、X 線に映らない臓器やコントラストが低い臓器、細かい組織や病変を明瞭に映し出すことができる。X 線を使った画像検査に用いられる造影剤は、X 線の吸収が高く（造影剤の組成物質の原子番号が大きく）毒性が低く検査後に素早く体外に排泄される物質が使われる。このような理由から、消化管から投与する場合には硫酸化バリウムが多く用いられ、血管から投与する場合にはヨード系の造影剤が用いられる。CT 検査では、単純撮影検査と造影撮影検査の両方がある。

表1 単純撮影検査と造影撮影検査

	造影剤を使わないで行う検査（単純撮影検査）	造影剤を使って行う検査（造影撮影検査）	
		硫酸化バリウム	ヨード系
単純 X 線撮影	○		
マンモグラフィ	○		※1
血管造影検査			○
上部消化管 X 線造影検査		○	※2
下部消化管 X 線造影検査		○	※2
泌尿器検査	○		
CT 検査	○		○
骨密度検査	○		

※1：乳腺造影はヨード系の造影剤を使用する。
※2：消化管穿孔の疑われる場合にはヨード系の造影剤が使われる。

　近年の放射線診断に用いられる検査装置はコンピュータ化が進んでおり、検出器には CR（computed radiography）や FPD（flat panel detector）などの検出器により検査画像はデジタル化され、各種画像処理が施され診断に適した画像がオンラインにより PACS（画像保管配信システム）に出力される。放射線診断医や診療科医、看護師等がオンラインにより画像ビューアで検査画像を表示して読影や参照を行う（**図2**）。

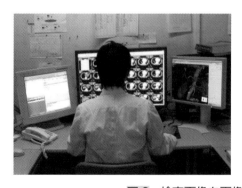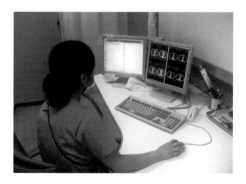

図2　検査画像を画像ビューアで確認する様子

2 単純 X 線撮影の概要

　単純 X 線撮影検査は、放射線診断のなかで一番検査数が多く個人経営のクリニックから大学病院のような大病院まで数多くの医療施設で行われている検査である。造影剤を使わない検査であり、被ばく線量も他の検査に比べ少ないことから初期診断や経過観察において行われることが多い。撮影部位としては、胸部、腹部、頭蓋骨、脊椎骨、四肢骨など全身にわたる。単純 X 線撮影検査は三次元の対象物を二次元平面に投影して撮影することから、X 線を 2 方向以上の多方向から入射して撮影する場合が多い。また、撮影部位や目的により、立位、座位または臥位で撮影を行う。**図 1** に単純 X 線撮影に使用する立位装置と臥位装置を示す。

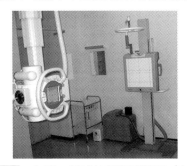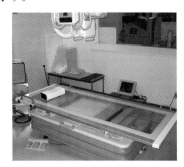

図 1　左図：単純 X 線撮影装置（立位）　右図：単純 X 線撮影装置（臥位）

　胸部撮影では呼吸器や循環器などの疾患ほかに、胸郭を形成する骨の状態を観察することができる。**図 2** に胸部立位正面単純撮影の画像を示す。肺や気管は含気が多いことから黒っぽく描出される。

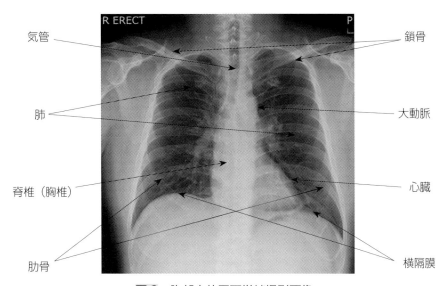

図 2　胸部立位正面単純撮影画像

　腹部撮影では、消化器や泌尿器などの疾患のほかに下部胸椎から尾骨、骨盤の状態を観察することができる。**図 3** に腹部立位正面単純撮影の画像を示す。単純撮影では消化管を直接描出する

ことはできないが、消化管内のガスは空気であることから黒っぽく描出される。また、肝臓や腎臓、脾臓などは、周囲の脂肪組織とのコントラストにより陰影として描出される。膀胱に尿が溜まっている場合には膀胱の辺縁が陰影として描出される場合もある。

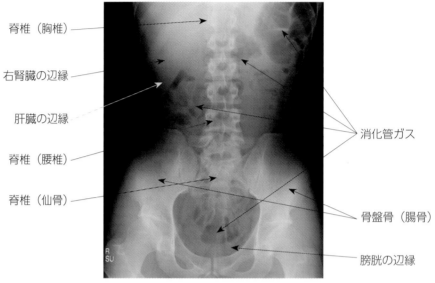

脊椎（胸椎）
右腎臓の辺縁
肝臓の辺縁
脊椎（腰椎）
脊椎（仙骨）
消化管ガス
骨盤骨（腸骨）
膀胱の辺縁

図3　腹部立位正面単純撮影画像

　頭蓋骨撮影では、頭部外傷による骨折や頭蓋骨の器質的変化などを観察することができる。また、副鼻腔の含気の状態や聴器なども観察することができる。しかしながら、近年ではCT検査により短時間で脳と頭蓋骨の状態を同時に鮮明に観察することができ、3D表示もできることから頭蓋骨撮影は少なくなってきている。

　脊椎骨撮影では、椎骨、椎間孔の変形や骨折、椎体間腔の狭小化、椎間関節の状態、椎骨の器質的変化などを観察することができる。脊椎骨の撮影では正面と側面の撮影のほかに、両斜位でX線を体幹に対して斜入射させることにより左右の椎間孔や椎間関節を観察しやすくなる。**図4**に腰椎正面、側面、斜位の単純X線撮影の画像を示す。

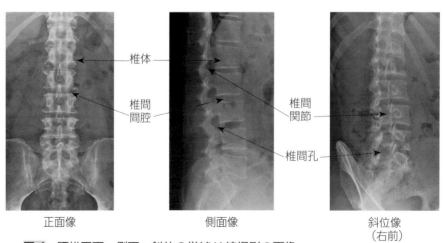

椎体
椎間間腔
椎間関節
椎間孔

正面像　　　　　側面像　　　　　斜位像（右前）

図4　腰椎正面、側面、斜位の単純X線撮影の画像

　四肢撮影では、骨幹部を撮影する撮影と関節部を撮影する撮影がある。骨の変形、器質的な変化、骨折や脱臼、さらには軟部組織の状態も白っぽい陰影として観察することができる。図5に上腕骨正面、膝関節側面の単純X線撮影の画像を示す。

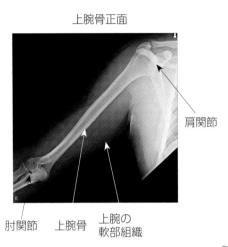

膝関節側面

上腕骨正面

肩関節

肘関節　上腕骨　上腕の
　　　　　　　　軟部組織

膝蓋骨　大腿骨　膝関節　脛骨　腓骨

図5　上腕骨正面、膝関節側面の単純X線撮影画像

　救命救急センターの初療室や病棟でのベッドサイドでの単純X線撮影は、移動式X線撮影装置（ポータブルX線撮影装置）といわれる装置で撮影が行われる（**図6**）。

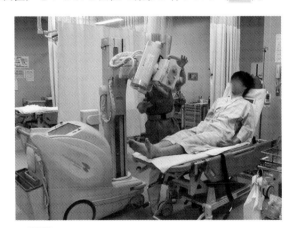

図6　移動式X線撮影装置を用いた撮影風景

　現在、単純撮影において、小児や成人を問わず生殖腺防護シールドを使用することを国内外の学会や専門職能団体などでは推奨していない。患者体内から発生する散乱線による生殖腺被ばく線量に比べ、生殖腺防護シールドによる線量低減効果は低く、メリットはないか無視できるくらい小さい。むしろ、生殖腺シールドにより画像診断できる範囲が狭くなってしまったり、必要な撮影部位に生殖腺シールドがかかってしまったりして再撮影が必要になるなどのデメリットが大きい。しかし、検査を介助するために撮影室内に入る職員は、法令により職業上の被ばくを防護するために適切な措置を講じることが義務づけられているため、防護エプロン等の着用は必須である。

第4章　放射線診断における放射線の利用と防護

3　単純X線検査を受ける患者の看護

　放射線を用いる検査では、放射線の身体へ与える影響を最小限にし、安全に実施されることが大切である。そのため、看護師は検査の目的、意義および検査の流れや所要時間について説明し、放射線検査への理解と安全な実施が行えるように支援する。

1　検査室の環境

　X線を発生する装置とX線を通さない壁、扉で覆われた構造となっており、撮影時は、被ばく防護のため診療放射線技師や介助者は部屋から退室する。X線検査室への移動が困難な入院患者は、病室で移動式X線撮影装置（ポータブルX線装置）を用いて撮影を行う。

2　検査前の看護―確認しておく事項と看護支援

　指示された撮影体位と、患者の撮影部位の可動域と症状を確認する。患者は撮影部位に痛みなどの苦痛症状をもっていることがある。指示された体位で撮影できるか、支障となる苦痛はないか確認をする。苦痛がある場合はその症状の緩和を図り、患者が安楽に検査を受けられるように支援する。患者の状況で指示通りに行えない場合は、医師に報告し撮影体位を検討する。

　検査室への移動ができる状態か確認する。患者の状態や症状、安静度等から移動は困難と判断する場合は、ポータブルX線装置による撮影へ変更が可能か医師へ確認する。病室で撮影する場合は、ベッドサイドに撮影装置を設置できるようにベッド周囲の環境を整える。

　撮影部位によって息止めなど医療者の指示に従い動作をする必要があるため、認知機能や聴覚機能を確認する。動作の指示は、患者が理解しやすい言葉の選択やジェスチャーを活用するなど、認知障害や聴覚障害の程度に合わせた方法を用いる。

　X線を透過しないものを貼付していないか確認する。X線は金属など透過度の低いものを透過しない性質があるため、X線検査をすることが決まったときに、撮影時は湿布やテープ、使い捨てカイロ、磁気治療器などは外さなければいけないことを説明し、撮影前に身体に貼用していないか確認し、貼付している場合は事前に外す。

　撮影時の服装は、絵や字がプリントされたTシャツやファスナー、ボタンがついていないか、ブラジャーのホック、などのX線を透過しないものがないか確認する。外すことができない場合には、検査着に更衣する。

　点滴ルートやドレーンチューブなどの医療器具を留置しているかを確認する。移動や動作時に引っかかったり、潰れたり、巻き込まれて事故抜去を起こす可能性があるため、移動や動作時にはチューブ類の取り扱いに注意し介助する。

　女性の場合は、妊娠中または妊娠の可能性がないかを確認する。X線による胎児への影響を最小限に抑えるために、可能性がある場合は医師へ報告する。

③ 検査中・後の看護

　X線検査は身体の状態を調べるために最初に行うことが多い。患者に苦痛症状があり撮影体位を取ることが難しい場合は、適切な撮影体位が取れるように症状緩和を図る必要がある。移動式X線撮影装置で撮影を行う場合は、ベッド周囲の環境を整える。また、放射線被ばくのリスクを低減するための適切な行動をとり、同室患者の不安を助長しないようにする。

予測される副作用

　X線検査による被ばく線量は検査の種類によって異なる。例えば胸部正面撮影の被ばく線量は 0.06 mSv である。通常、人の健康に影響することが確認されている放射線量は 100 mSv 以上のため副作用を認めることはほとんどない。

看護のポイント

　撮影体位によって苦痛が生じていないかを確認し体位をとる。苦痛症状で体位をとることが難しい場合は、症状を緩和し撮影する。
　体位の保持が困難な場合には、診療放射線技師と協働して適切な撮影体位が保持できるように体交枕やバスタオルを用いる。
　移動式X線撮影装置で撮影する場合は、散乱線による第三者の被ばくが生じる可能性がある。撮影装置から 2 m 以上離れていれば被ばくのリスクは低減する。撮影中に看護師は病室の外に出て待機するが、この時過度にX線を避ける動作をせずに同室患者や家族の不安を助長させないように注意する。

④ 心理・社会面の看護

　X線を用いる検査で、被ばくへの不安を抱いている場合は、X線検査による被ばく線量は人の健康に影響する線量を超えないことを患者や家族に説明し、不安の軽減を図る。
　撮影部位によっては、羞恥心に配慮し、過度な露出を避ける。

⑤ 小児・AYA世代の特性と看護

　小児が検査を受けるときには、家族（主に母親と父親）の理解と協力を得ながら行う。
　小児は慣れない環境や人、検査に対して恐怖心や不安を抱く。特に検査室は無機質な部屋のため、不安を抱きやすい環境といえる。事前に見学をしたり、子どもの好きなものを用意したり、親と一緒に入室するなど不安の軽減を図る。
　小児は自分で意思決定する力をもっているため、納得して検査を受ける場合は、安全かつ速やかに実施することができる。小児の理解を促すため、自分の好きなアニメやぬいぐるみ、本などを使用し説明をする。
　小児は動かずにじっとしていることが困難な時がある。極力動かずにいられるように好きな動画や絵を見せるなどの工夫をする。どんな方法を用いても撮影時に動いてしまう場合には、バンド等の固定具の使用やプロテクターの装着を使用して撮影を行うことを検討する。
　AYA世代（特に思春期）の患者は、多感な時期であるため、考えていることや感情の表出が少

ない（表出しない、表出できない）という特徴がある。検査に伴う差恥心や苦痛などを察知し希望を聞きながら関わる。

　AYA 世代の患者は、学業の合間に受診するなど限られた時間で検査を受けている場合もある。患者の生活パターンを理解し、要望をよく聞いて予定を調整する。

6　高齢者の特性と看護

　身体機能や視覚・聴覚などの感覚機能が低下している場合がある。検査時の注意事項を見落としたり、聞き取れていないこともあるため、繰り返し説明したり分割して説明し、理解を確認しながら検査を進めていく。また、検査室までの移動中や検査室内で転倒する可能性があるため注意する。

　認知機能の低下から点滴ルートやドレーンチューブなどの医療器具を留置していても注意力が散漫になることがある。撮影体位を取る際には介助し、事故抜去を予防する。

　医療者への遠慮や自尊心から、更衣や撮影体位への介助は断られる場合もあるが、安全に配慮しながら患者のペースを尊重し撮影の準備を整える。

7　病棟・外来（検査室）連携

　患者の状態によって急を要する X 線検査の場合や、検査の結果で診療方針の決定や変更が予測される場合には、病棟・外来間で情報を共有し、検査時間の調整を行う。医師から薬剤や処置などの指示の変更が予測される場合には、その後の対応を円滑に行うため可能な限り早い時間帯で検査を受けることができるように、検査室と検査時間の調整を行う。

　移動や体動によって苦痛を生じる場合には、前もって症状緩和を図れるように時間調整を行う。また、他の検査がある場合は、一度の移動で済ませられるように予定を調整する。

4 マンモグラフィ（乳房 X 線撮影）の概要

　マンモグラフィ（乳房 X 線撮影）は、乳房という軟部組織を対象に乳腺や微細病変を描出する。単純 X 線撮影と同様の装置ではエネルギーが高すぎるため、軟部組織は高いコントラストを得ることができない。マンモグラフィ装置は、乳房で高いコントラストを得ることができるように、低いエネルギーが出力できる専用装置である。また、乳腺と微細病変を圧迫して分離したり、被ばく線量を抑えたりするために圧迫して被写体厚（乳房厚）を薄くするための圧迫板を備えている。乳がんは微小石灰化を呈することが多く、マンモグラフィ装置では、微小石灰化を描出するために小さな焦点や高い解像力の検出器を備えている。**図1**にマンモグラフィ装置を示す。

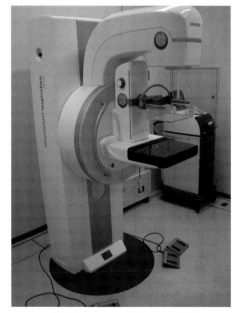

図1　マンモグラフィ装置

　マンモグラフィでは撮影の際に強い力で乳房を圧迫することから、個人差はあるが痛みを伴う検査である。苦痛を軽減するために X 線曝射後にすぐに圧迫板が自動的に退避して圧迫を解除するが、女性の場合は月経前よりも月経終了後に検査する方が痛みが少ないともいわれている。

　マンモグラフィ検査では通常では左右の正面像（頭尾方向 CC：cranio-caudal）と左右の斜位像（内外斜位方向 MLO：medio-lateral oblique）で撮影が行われる。**図2**にマンモグラフィの左右のCC と左右の MLO の画像と微小石灰化の拡大像を示す。マンモグラフィの画像診断では、左右の乳房を比較して読影することから、**図2**のように胸壁側を合わせて左右を同時に表示させる。

第4章　放射線診断における放射線の利用と防護

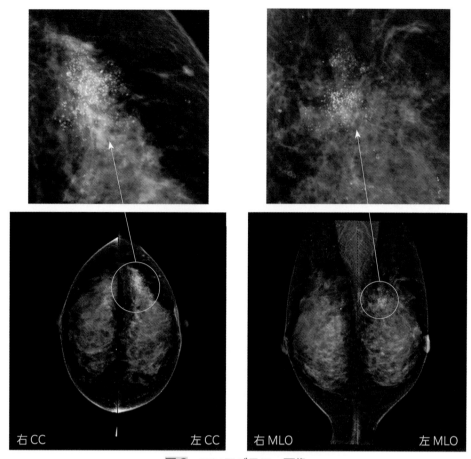

右CC　　　左CC　　　右MLO　　　左MLO

図2　マンモグラフィ画像

5 マンモグラフィを受ける患者の看護

1 検査室の環境

単純X線検査と同様の造りの撮影室であるが、乳腺疾患の診断をする専用の乳房X線撮影装置（マンモグラフィ）が設置されている。

2 検査前の看護—確認しておく事項と看護支援

乳房撮影においては、被ばく線量を低減し高画質の画像を得るために、乳房を適切に圧迫することが重要となる。その際、乳房の圧迫による痛みを伴うことが多い。月経前はホルモンの影響で胸が張る傾向があり、痛みをより強く感じることがあるため月経周期を確認する。検査の時期を検討しているときには、月経後1週間程度の時期は乳房が柔らかく痛みを感じにくいなどの情報提供を行う。

患者の皮膚の状態（脆弱か皮下出血はないか、手術などの傷痕があるか）を確認する。皮膚の状態によっては圧迫により皮下出血を起こす可能性があることを説明する。

豊胸手術でインプラントの使用や脂肪注入をしていないかを確認する。インプラントを使用している場合は、撮影時の圧迫によりインプラントを破損させてしまう場合がある。脂肪注入の場合も、脂肪の変性により病変を見難くしたり、判別を難しくすることがある。患者は申告を躊躇している場合もあるため、プライバシーに配慮しながら確認する。豊胸手術を行っている場合は、医師へ報告する。

ペースメーカーや皮下埋め込み型中心静脈アクセスポートなどの医療機器を留置していないかを確認する。留置している場合、撮影時の圧迫により位置がずれたり、リード線に支障をきたすことがあり、検査を受けることができないため、医師へ報告する。

授乳中かを確認する。授乳中は乳腺組織が大きくなっているため乳腺が白く写り、画像（乳腺）がきれいに写らないことを説明する。撮影する場合には、搾乳をしてから撮影を行う。

制汗剤やパウダーは放射線の透過性が低く白く写り病変と見間違えることがあるため、検査前に使用の有無を確認する。使用している場合は、検査前に拭き取る（または拭き取ってもらう）。また、髪の毛が長い場合も画像に写ることがあるため、後ろにひとつにまとめる（またはまとめてもらう）。

X線は金属やX線透過性の低いものを透過しない性質がある。それらが撮影部位にないかを確認し、事前に外す（または外してもらう）。3　単純X線検査を受ける患者の看護　2検査前の看護—確認しておく事項と看護支援の項参照。

③　検査中・後の看護

　看護師は検査室内へ立ち入ることは少ない。そのため、前項で述べた検査前の確認事項および撮影の支障となる眼鏡や装飾品を外すことを説明し、安全に検査が受けられるようにする。また、乳房を圧迫して撮影を行うことで迷走神経反射を起こすことがあるため、速やかに対応できる体制を整えておく。検査後は検査が実施できたことをねぎらいながら体調の変化がないか確認する。

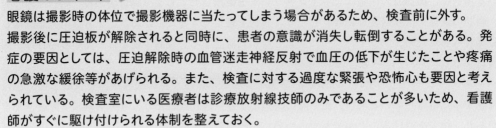

　予測される副作用

　マンモグラフィの被ばくは、乳腺が受ける線量として 2 mGy 程度である。この線量で健康に影響を受けることはない。
　乳房の圧迫により、皮膚に発赤をきたすことがある。時間経過とともに改善するが、稀に皮下出血を起こす場合もある。痛みが続く場合には皮下出血の有無や増強がないか、自身で皮膚の観察を行うように指導する。数日経っても症状が持続する場合には、不安の軽減のためにも医療者へ相談するように説明する。

　看護のポイント

　眼鏡は撮影時の体位で撮影機器に当たってしまう場合があるため、検査前に外す。
　撮影後に圧迫板が解除されると同時に、患者の意識が消失し転倒することがある。発症の要因としては、圧迫解除時の血管迷走神経反射で血圧の低下が生じたことや疼痛の急激な緩徐等があげられる。また、検査に対する過度な緊張や恐怖心も要因と考えられている。検査室にいる医療者は診療放射線技師のみであることが多いため、看護師がすぐに駆け付けられる体制を整えておく。

④　心理・社会面の看護

　X 線を用いる検査では、患者は被ばくへの不安を抱いている場合がある。予測される副作用の欄でも述べたように、マンモグラフィにおける被ばく線量は人の健康に影響する線量を超えることはない。そのことを患者や家族に説明し、不安の軽減を図る。
　撮影部位が乳房であり、撮影方法から露出を避けることはできない検査である。しかし、過度な露出は避け、撮影終了時にはすぐに乳房を衣服で覆うなど配慮する。

⑤　AYA 世代の特性と看護

　成長発達過程であり、乳腺は硬いため圧迫による痛みが強く現れる。なるべく痛みを少なくするために、可能であれば月経後の検査を勧める。検査に伴う羞恥心に配慮し、速やかに検査を行う。
　女性ではライフイベントについて考える時期でもあり、被ばくによる妊娠・出産への影響を懸念し不安を抱くことがある。検査が健康や妊娠に影響を与えることはないことを説明し、不安を軽減する。

⑥　高齢者の特性と看護

　身体機能や視覚・聴覚の感覚機能が低下している場合がある。乳房を圧迫する際には、強い力

で引っ張られるような状態になり、圧迫が解除された際にバランスを崩しやすくなるため転倒に注意する。

　医療者への遠慮や自尊心から、更衣や移動時の介助を拒む場合もある。安全に配慮しながら患者のペースを尊重し撮影の準備を整える。

6 血管造影検査の概要

血管造影検査は、主に動脈を鼠径部（大腿動脈）または手関節部（橈骨動脈）、肘関節部（上腕動脈）から血管穿刺しカテーテル挿入して、目的の血管まで透視画像を見ながらカテーテルの先端を進め、カテーテルを通じて造影剤を注入することにより、目的の血管を選択的に造影して撮影する検査である。血管造影検査室は、動脈の血管穿刺を行うことから準清潔区域になっていることが多い。また、検査と同時に血管内から拡張や塞栓、薬剤の動注などの治療を同時に行う画像下治療（IVR：interventional radiology）も数多く行われている。

血管造影検査装置はさまざまな方向や角度から透視や撮影を行うことからX線管と検出器がCアーム（UやΩアームといわれるものもある）とよばれる架台に対向して取り付けられている。Cアームが1組のものをシングルプレーンといい、2組あるシステムのことをバイプレーンとよぶ。バイプレーンの装置では、2方向の撮影を1度に行うことができ、造影剤や検査時間を短縮できるメリットがある。図1に血管造影検査装置の外観を示す。造影剤の注入はカテーテルの末端から術者が撮影のタイミングを計ってシリンジを使って注入する場合と、血管造影検査装置のX線曝射と同期をとって機械的に注入するインジェクタとよばれる装置を使う場合がある。

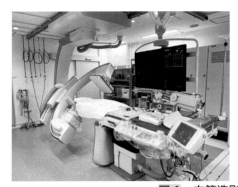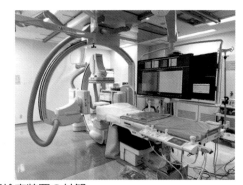

図1 血管造影検査装置の外観

脳血管、腹部血管、四肢の血管など比較的動きの少ない部位ではDSA（digital subtraction angiography）といわれる方法で撮影が行われる場合が多い。DSAでは、最初に造影剤が注入されていない骨のみの画像（マスク像）を撮影し、その後造影剤が注入された骨と血管の画像（ライブ像）からマスク像をコンピュータで減算してリアルタイムに血管のみが描出された画像を表示させる。図2にDSAの撮影画像を示す。

心血管など動きの激しい部位や位置関係の確認のために血管と同時に骨の情報も必要な場合には、DA（digital angiography）といわれる方法で撮影が行われる。図3に心臓血管と血管拡張ステントを挿入した内頸動脈のDAの撮影画像を示す。心血管の冠状動脈撮影では、短時間に多方向からの撮影を限局的な視野の大きさで行うことから、検出器が小さな心血管専用装置で行われる場合もある。また、心血管検査では、左心室圧を計測したり左心室の駆出率（EF：ejection fraction）を測定したりするための左心室造影が行われる場合もある。

脳血管（右内頸動脈）

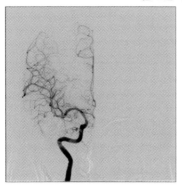
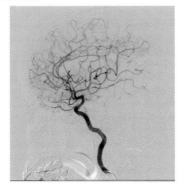

右内頸動脈（正面像）　　　　　　　　右内頸動脈（側面像）

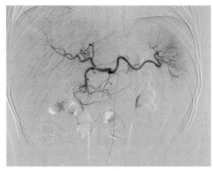

腹腔動脈（正面像）

図2 脳血管および腹部血管の DSA 撮影画像

右冠状動脈　　　　　　　　　　　　左冠状動脈

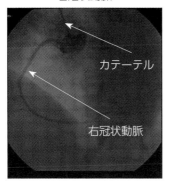
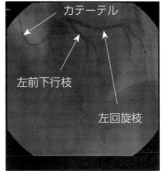

左心室造影　　　　　　　　　　　　右内頸動脈

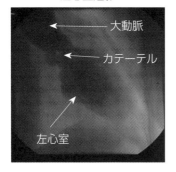
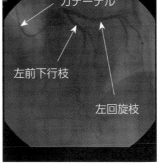

図3 心臓血管、左心室および内頸動脈の DA 撮影画像

7　血管造影検査を受ける患者の看護

1　検査室の環境

　一般的に手首や大腿鼠径部などの血管からカテーテルを挿入し、目的の血管に造影剤を注入して、X線透視下で血管の形状や走行などを検査する。血管を穿刺するため清潔操作が必要であり、検査室は準清潔区域になっていることが多い。透視の際には散乱線による被ばくがあるため、検査室は厚い壁と扉で造られている。

2　検査前の看護—確認しておく事項と看護支援

　血管造影検査では、絶対禁忌や原則禁忌となる患者がいる。多くは造影剤との関連が大きく関係しており、副作用や合併症を未然に防ぐために、造影剤アレルギーの有無、腎機能、禁忌となる疾患の有無を確認する。患者には造影剤アレルギー出現とアレルギー症状について説明し、検査中に症状が出現した場合には、申し出るように事前に説明する。

　◆絶対禁忌：ヨード過敏症の既往、重篤な甲状腺疾患、ビグアナイド系経口血糖降下剤を服用
　　　　　　　している患者

　◆原則禁忌：気管支喘息、重篤な肝障害・腎障害・心障害がある患者

　検査には通常1～3時間を要する。検査中は動けないため、検査時間が長くなるほど身体的苦痛は大きい。また、鼠径部から穿刺した場合は、検査終了後も4～6時間は仰臥位を保持するため、事前に仰臥位になれるか、長時間の仰臥位が保持できるかを確認する。骨突出部が撮影台やベッドにあたって痛みを伴う場合は、医師や診療放射線技師と症状緩和の方法を検討する。

　検査前には禁食、穿刺部位の除毛、膀胱留置カテーテルの挿入があり、検査後には穿刺部位を安静に保つために、体動や排泄行動の制限がある。そのため、事前に丁寧なオリエンテーションを行い、不安を軽減し安全に実施できるようにする。

3　検査中・後の看護

　検査中、看護師は間接介助者となり患者の安全・安楽な状態を保ちつつ、検査がスムーズに施行されるように医師のサポートを行う。血管造影検査はカテーテルの挿入や薬剤の使用等、身体への侵襲が加わることで迷走神経反射やアナフィラキシーショックを起こすことがある。患者の状態を常に観察し異常の早期発見と対応が行えるようにする。

　検査後は患者の状態を観察しつつ、穿刺部の圧迫止血とそれに伴う長時間の安静制限が適切に行えるように患者の体位・食事・排泄等、身の回りの介助を行う。

予測される副作用・合併症

X線透視下で行われる検査のため、被ばくを軽減するためにX線を照射する時間を区切ったり、照射する部位を変え、X線が同部位に大量に当たらないようにしている。そのため、放射線被ばくによる皮膚炎等の副作用は少ない。
特に動脈に穿刺した際は、カテーテル操作に伴う血管損傷・塞栓の可能性があり、穿刺部位からの出血が問題となる。この止血の際に圧迫の部位や強さ、時間で、血流不全による末梢神経障害を起こす可能性もある。

看護のポイント ✨

医師のサポートとして、バイタルサインの確認や心電図モニタのチェックを行い、頻脈、血圧低下、SpO_2 低下など、異常が確認された場合にはすぐに医師へ報告する。造影剤を使用するため、重篤な場合はアナフィラキシーショックを起こす場合もあり、急変時の対応ができるように、あらかじめ必要な機器や薬剤の準備をする。

検査終了後も穿刺部からの出血を防ぐために、圧迫止血を継続する。穿刺部が屈曲していないか、圧迫止血が緩んでいないか確認する。また、圧迫により末梢側のしびれなどの神経症状が出現していないかを確認する。

鼠径部から穿刺する場合は、検査中から終了後の安静時間が4〜6時間にも及ぶ。長時間の安静は心身の苦痛が強くなる。検査終了後は、安静制限があるなかでも、圧迫部位が屈曲しないようにクッションを用いて体位変換を行ったり、音楽鑑賞など心身の苦痛が緩和できる方法を検討する。

4 心理・社会面の看護

　X線を用いる検査では、医師が必要と判断した検査であっても、検査前に十分な説明が行われていても、患者は被ばくへの不安を抱いている場合がある。被ばく線量は検査の状況により異なるが、人の健康に影響する線量を超えないように実施される。そのため患者や家族が被ばくに対し不安を抱くことがないように検査前に不安などの思いを確認し支援する。

　局所麻酔下で行われ前投薬の使用で意識が朦朧としている場合もあるが、基本的には意識レベルは清明な状態である。検査室は手術室に近い環境であり、慣れない環境に不安を強く感じる場合もある。緊張が強いと痛みを強く感じたり、副作用症状が出現しやすい状況となりやすい。リラックスして臨むことができるように、常に患者の様子に気を配り、声かけをする。検査中に動いてしまうと危険なため、患者の表情の変化に注意し訴えに速やかに対応する。また、医療者の会話で不安を助長することがあるため不要な会話を避け感情の表出は控える。

5 小児・AYA 世代の特性と看護

　長時間の検査となるため、小児は動かずにじっとしていることが困難な時もある。小児の年齢や安静が保てない場合は、鎮静剤を使用して検査を行う場合がある。また鎮静剤を使用しない場合でも、環境の変化により恐怖心を抱きやすい状況となる。検査の前に、検査のイメージができるように検査室の見学や本などを使用して検査の説明を行い、小児の理解を促す。

　画像検査において、小児は成人より放射線に対する感受性が高く放射線被ばくによる発がんリスクがある。小児の血管造影検査においては、適応をよく検討する必要がある。検査を受ける利益がリスクを上回る場合に適応となるため、小児が検査の必要性を理解し受け入れられるように、丁寧に説明する。

　AYA 世代（特に思春期）の患者は、多感な時期であるため、考えていることや感情の表出が少ない（表出しない、表出できない）という特徴がある。検査に伴う差恥心や苦痛などを察知し希望を聞きながら関わる。

6　高齢者の特性と看護

　薬の代謝機能が低下しているため、検査前の前投薬の使用時は薬の効果が表れやすく意識が朦朧となりやすい。身体機能の低下や視覚・聴覚などの感覚機能が低下している場合もあり、前投薬使用後は、検査室への移動はストレッチャー等を利用し、転倒を防ぐ。また、長時間の安静から離床する際には転倒のリスクも高くなるため注意する。

　医療者への遠慮や自尊心から、介助は断られる場合もあるが、検査前後の身体機能の変化について十分に説明し、安全に配慮する。離床希望時にはナースコールを依頼するなど患者のペースを尊重し、安全への配慮を徹底する。

　認知機能が低下している場合には、治療後の安静時間を守るための工夫が必要となる。安静中は、患者の状況に応じて家族へ付き添いを依頼することも検討し、偶発症の出現が最小限となるように対策を検討する。

7　病棟・外来（検査室）連携

　検査体位の保持が疼痛などで難しい場合は、事前に検査室と病棟の看護師で連携を図り、検査前に症状コントロールを図る。

　治療後は検査室から病棟へ検査時のバイタルサイン、使用した薬剤名と投与量、偶発症の有無、治療後の安静時間など医師の指示を申し送り、患者の検査が安全に終了できるように病棟看護師に引き継ぐ。

8　上・下部消化管 X 線造影検査の概要

1　上部消化管 X 線造影検査

　上部消化管 X 線造影検査には、主に経口的に造影剤を投与し胃を中心に食道、胃、十二指腸を検査する食道・胃・十二指腸造影（UGI：upper gastrointestinal contrast imaging（英）または MDL：magen durchleuchtung（独））と経内視鏡的にファーター乳頭にカテーテルを挿入して膵・胆管を造影する経内視鏡的逆行性膵胆管造影（ERCP：endoscopic retrograde cholangiopancreatography）、経皮的にエコーガイド下で体の外から針を刺して胆管または胆嚢にチューブを入れて造影し胆汁を体の外に出す方法の経皮的胆道ドレナージまたは経皮的胆嚢ドレナージ（PTCD：percutaneous transhepatic cholangio drainage または PTGBD：percutaneous transhepatic gallbladder drainage）などがある。

　上部消化管 X 線検査や下部消化管 X 線検査を行う装置は、立位、臥位、回転などの体位変換を行いながら透視や撮影を繰り返し行うことから X 線 TV 装置といわれる専用装置で行われる。**図1**に X 線 TV 装置を示す。ほとんどの X 線 TV 装置は室内での近接操作、室外からの遠隔操作により検査ができるようになっており、検査の必要性に応じて切り替えて使用する。

臥位の状態 立位の状態

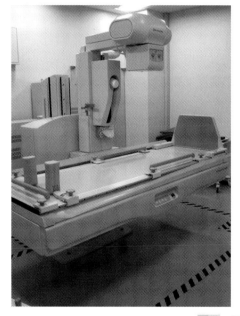 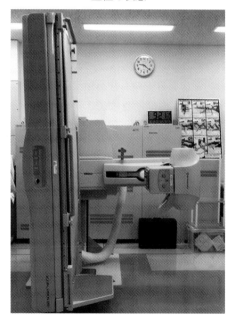

図1　X 線 TV 装置

　UGI は、造影剤としてバリウムと発泡剤を使い、発泡剤から発生する炭酸ガスにより消化管を膨らました状態で、消化管壁にバリウムが付着させることにより細かな粘膜の病変を撮影することができる（二重造影撮影法）。また、X 線 TV 装置についている圧迫筒とよばれる装置を使い、外部から圧迫することにより、胃の陥凹病変や隆起病変を撮影することができる（圧迫撮影法）。**図2**に UGI 検査画像を示す。

第4章　放射線診断における放射線の利用と防護

二重造影法

圧迫法

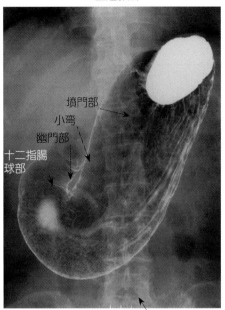
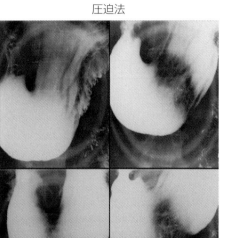

墳門部
小弯
幽門部
十二指腸
球部
大弯
胃角部

図2　食道、胃、十二指腸造影

　ERCP は、ERCP 用内視鏡（側視鏡）を使って先端を十二指腸まで進めて内視鏡を通じてカテーテルをファーター乳頭に挿入し、胆管、膵管をヨード造影剤により造影して撮影を行う。造影検査に引き続き、IVR としてファーター乳頭を内視鏡的に切開（EST：endoscopic spincterotomy）して、胆管や膵管の結石砕石術をしたり狭窄部位にステント留置したりする場合が多い。**図3** に ERCP における内視鏡と ERCP 検査画像を示す。

　PTCD や PTGBD は、胆汁を体外に排泄してがんや結石による黄疸や胆嚢炎を改善することを目的とする。特に、ERCP により改善することが期待できない場合には、PTCD が行われることが多い。

ERCP 時内視鏡画像

ERCP 検査画像

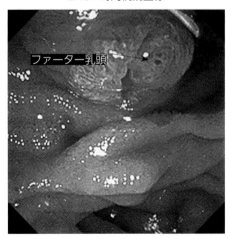
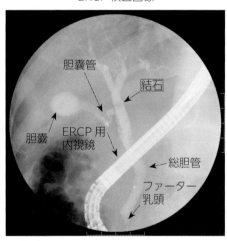

ファーター乳頭

胆嚢管
結石
胆嚢
ERCP 用
内視鏡
総胆管
ファーター
乳頭

図3　内視鏡的逆行性膵胆管造影

2 下部消化管 X 線造影検査

　下部消化管 X 線造影検査は注腸検査や Ba enema（バリウム エネマ）ともいわれる検査で、回盲部から直腸までの大腸を造影剤を逆行性に注入して造影する検査である。下部消化管 X 線造影検査に使用する X 線装置は、上部消化管 X 線造影検査と同様に立位、臥位、回転などの体位変換を行いながら透視と撮影を繰り返すことから X 線 TV 装置が使用される。

　バリウム注入専用のカテーテルを肛門に挿入しバリウムと空気を注入して、バリウムと空気を移動させながら大腸壁にバリウムを付着させて空気で膨らますことにより微細な病変を描出することができる。バリウム注入専用のカテーテルはバリウムと空気を注入するそれぞれ経路と排泄経路が別々になっていて、肛門から脱落しないように直腸でカテーテルの先端のバルーンが膨らむようになっている。バリウムの注入は、術者が検査室内でイルリガードルと二連球といわれるゴム製の空気を注入する器具を使って近接操作で透視画像を見ながら行う方法と、自動注入器とよばれる装置を使って術者が遠隔操作で透視画像を見ながら行う方法がある。図 4 にバリウム注入専用のカテーテルと自動注入器を示す。自動注入器を使用することにより術者の被ばくが避けられ、さらには安全性のうえでもバリウムや空気の注入量が数値で確認できる。また、体内の余分なバリウムも排泄することができることから、現在では数多くの施設で導入されている。図 5 に下部消化管 X 線造影検査の画像を示す。

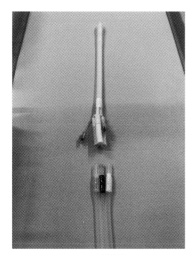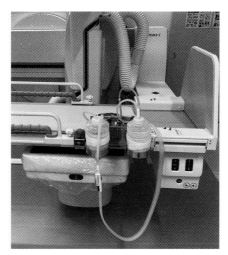

図 4　バリウム注入専用のカテーテルと自動注入器

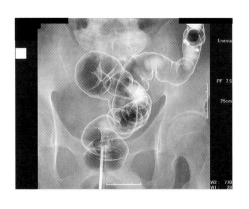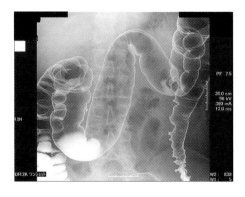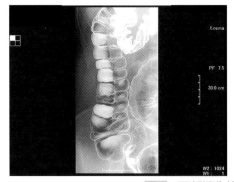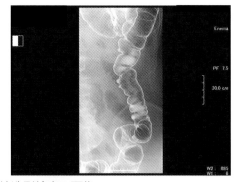

図5　下部消化管 X 線造影検査の画像

9　上部・下部消化管X線造影検査を受ける患者の看護

1　検査室の環境

　X線TV室やX線透視室といわれる検査室で行われる。単純X線撮影とは異なり、X線を出し続けて検査をする。

2　検査前の看護─確認しておく事項と看護支援

　前処置（指示された休薬や絶食）ができていないと、検査を受けられない可能性がある。そのため患者が前処置を理解しているか、前処置を行うにあたり支障となることはないかを確認し、パンフレットやクリティカルパス等を用いながら、患者の個別性に合わせて説明を行う。

1）上部消化管X線造影検査

　消化管に内容物（食物残渣・糞便）が存在すると、診断の妨げとなるため、前日の21時頃から絶食となる。脱水に注意しながら、検査当日の飲水も指示された水分量以上の摂取は控える。また、ガムや喫煙も控えるように説明する。その理由は、ガムやタバコによって胃が刺激されて胃液を分泌し、バリウムを飲んだときに食べ物を摂取した際と同様に胃が蠕動し、腸へと押し出そうとするためである。

　糖尿病の既往がある場合には、血糖降下薬の内服が休止されているかなど、当日朝の内服について確認する。

　検査時は消化管の蠕動を抑制し、精密な画像を得るために、抗コリン薬やグルカゴンを筋肉注射する。薬剤の投与により、副交感神経が抑制され、頻脈や散瞳が起こる。そのため、目がよく見えなくなることがあるため、車の運転をする場合には注意する。重症心疾患、緑内障、前立腺肥大症がある患者は抗コリン剤の投与は禁忌であるためグルカゴンを用いる。ただし、グルカゴンは糖尿病、褐色細胞腫の患者には禁忌である。

2）下部消化管X線造影検査（注腸造影検査）

　直腸から虫垂までのすべての大腸を検査する場合には、全大腸を洗浄し糞便を除去しきれいにする必要があり、検査前日から低残渣の食事となる。前日の21時以降は絶飲食となるが、糖分や脂肪分の含まれていない水分を少量摂取することは可能である。

　排便を促すために、前日の夜に大腸刺激性下剤を服用し、当日には塩類下剤を内服し、排便反射を促し腸内に便が残らないようにする。排便は回数を重ねるごとに、便塊や粒がなくなり、透明に近い液体となることが望ましい。排便が透明に近い液体とならない場合には、医師へ指示を確認し、追加での下剤の内服や浣腸を実施する。

　検査時は消化管の蠕動を抑制し精密な画像を得るために、抗コリン薬やグルカゴンを筋肉注射するが、禁忌や注意事項については、①上部消化管X線造影検査と同様である。

③　検査中・後の看護

　検査中、看護師は間接介助者となり患者の安全・安楽な状態を保ちつつ、検査がスムーズに施行されるように医師のサポートを行う。造影剤や前投薬による合併症や悪心・嘔吐等の消化器症状が出現していないか、患者の状態を観察する。

　検査後、造影剤が体内に停滞することで合併症を招くことがあるため、排泄を促す説明を行い、必要に応じて下剤を調整する。

予測される副作用

X線の透視化で行われる検査であり、X線による被ばくがある。一般的に上部消化管X線造影検査の1回の被ばく線量は 3 ～ 4 mSv といわれており、撮影状況によって変化する。人の健康に影響することが確認されている放射線量は 100 mSv 以上のため、副作用を認めることはほとんどない。

＜上部消化管X線造影検査＞

胃を膨らませるために、発泡顆粒（X線診断二重造影用発泡剤）を少量の水で飲む。曖気により胃が収縮してしまうためできるだけ我慢するように説明する。発泡顆粒内服後に迷走神経反射が起こり、意識消失することもある。

バリウムを飲みながら撮影が行われる。バリウムは消化されずに便として排出されるが、便秘気味である場合にはバリウムで腸閉塞や憩室炎を起こす可能性がある。

＜下部消化管X線造影検査（注腸造影検査）＞

大腸の長さは個人差があるため、造影剤の注入量には個人差がある。また、腸を膨らませながら検査を行うため、腹部膨満感がある。

看護のポイント

＜上部消化管X線造影検査＞

発泡顆粒を内服した後曖気が出ることによって胃が収縮するため、できるだけ我慢するように説明する。

バリウムはX線を吸収する性質をもつ粉末を水に溶かしたもので、飲みにくいと感じる患者は多い。発泡顆粒を内服していることもあり、嘔気が出現する場合もあるため、バリウムを飲んでいる様子を観察し、適宜声かけを行う。

胃の粘膜にバリウムを付着させるために、寝台を倒し患者を右回りで何度か回転させる。また、頭低位となる場合もあるため、寝台からの転落に注意する。

バリウムは時間が経つと固まる性質があり、バリウムが腸管内に停滞することで閉塞等の合併症を招くため、必ず排泄するように説明する。検査終了後は、口腔内にもバリウムが残り白くなっているため、うがい・歯磨きを行って除去する。また、下剤の内服と水分をたくさん摂ることを促し、2日経ってもバリウム便が排泄されない場合は早めに申し出るように説明する。

検査後に食事の制限はないが、腹部が張っている場合には、症状が落ち着いてから食事を摂取するように説明する。バリウムは便として排出されるため、白い便が排出されるまでは、排便状況を確認させる。排便が確認できない場合には、医師へ報告し下剤

を追加内服するなど検討する。

＜下部消化管X線造影検査（注腸造影検査）＞

左側臥位で、肛門からカテーテルを直腸内に挿入し、造影剤を注入する。痔核があるとカテーテルを挿入する際に痛みを伴うことがある。潤滑剤を鎮痛剤入りに変更したり、挿入に合わせて声かけを行い、苦痛の緩和を図る。

検査後は腹部膨満感を取り除くため、排便・排ガスを促す。検査当日は水分を多めにとるように促すが、基本的に下部消化管X線造影検査の場合には下剤は使用しないことが多く、排便状況に応じて下剤を使用する。

4 心理・社会面の看護

　X線を用いる検査のため、患者は被ばくへの不安を抱いている場合がある。消化管造影検査による被ばく線量は人の健康に影響する線量を超えることはない。そのことを患者や家族に説明し、不安を軽減する。

　上部・下部消化管X線造影検査はともに、バリウムの内服や腹部の圧迫、肛門からのチューブの挿入など、苦痛や羞恥心を伴う検査である。初めての検査や過去の経験により、より強い不安を抱える患者もいるため、安心して検査を受けられるように声をかける。

5 小児・AYA世代の特性と看護

　AYA世代（特に思春期）の患者は、多感な時期であるため、考えていることや感情の表出が少ない（表出しない、表出できない）という特徴がある。検査に伴う羞恥心や苦痛などを察知して希望を聞きながら関わる。過度な露出を避け、速やかに検査を行う。

6 高齢者の特性と看護

　高齢者の場合、下部消化管X線造影検査は入院で行われることもある。大量の下剤の内服が困難であったり、認知機能の低下により指示量の内服が行えない場合もある。また便意による迷走神経反射で、悪心や嘔吐、冷感などが出現する場合がある。さらに便意で慌ててトイレに駆け込もうとして身体機能の低下から転倒する可能性もある。下剤の内服前には環境を整え、安全に治療前の前処置が行えるように調整する。

7 病棟・外来（検査室）の連携

　外来患者に行われることが多い検査であるが、下部消化管X線検査は入院で行われることもある。排便状況の進行は検査の予定に影響するため、患者の状況を検査室と連絡を取り合い、検査時間の調整を図る。

　造影剤の種類や検査後の飲水の励行などは、患者だけでなく、病棟の看護師に対しても申し送りを行い、検査後の管理を病棟でも継続する。

第4章　放射線診断における放射線の利用と防護

10　泌尿器、婦人科造影検査の概要

　泌尿器、婦人科造影検査は、上部消化管 X 線造影検査や下部消化管 X 線造影検査と同じ X 線 TV 装置で行われる場合が多いが、患者は砕石位で検査する場合が多いことからプライバシーに考慮して、他の検査とは別の撮影室で行われる場合もある。**図 1** に泌尿器、婦人科造影検査専用の X 線 TV 装置を示す。

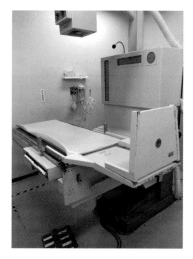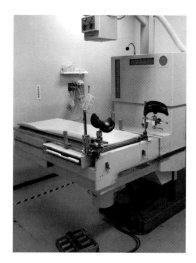

図 1　泌尿器、婦人科造影検査専用の X 線 TV 装置

　泌尿器科造影検査では腎臓、尿管、膀胱、尿道を中心とした撮影が行われる。経静脈的に投与したヨード造影剤は腎臓から尿として排泄されることから、腎臓、尿管、膀胱を造影することができる。**図 2** に経静脈性腎盂造影（IVP：intravenous pyelography）と点滴静注腎盂造影（DIP：drip infusion pyelography）の画像を示す。IVP と DIP では造影剤の注入速度と注入量が違う。

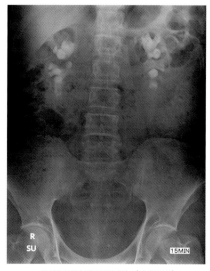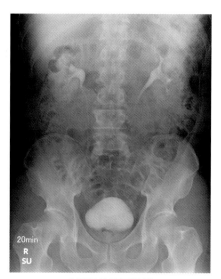

経静脈性腎盂造影（水腎症）
造影剤量　40 cc

点滴静注腎盂造影
造影剤量　100 cc

図 2　経静脈性腎盂造影、点滴静注腎盂造影

　経静脈的に腎盂の造影が不明瞭な場合には、膀胱鏡を用いて逆行性に造影を行う逆行性腎盂造影（RP：retrograde pyelography）がある。また、尿管が狭窄している場合には、同時に尿管ステントを留置する場合もある。図3にRPと尿管ステントを留置した画像を示す。

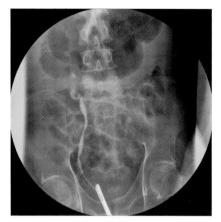

膀胱鏡挿入

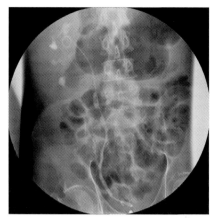
尿管ステントを留置後

図3　逆行性腎盂造影

　さらにRPで腎盂を造影することが困難な場合には経皮的腎盂造影（PAP：percutaneous antegrade pyelography）を行い、同時に経皮的腎瘻増設術を行ってカテーテルを留置して尿を体外に排泄させることもある。泌尿器造影検査は他には、前立腺肥大や尿道狭窄の評価を行う尿道造影（UG：urethrovesicography）や膀胱尿管逆流（VUR）を評価する排尿性膀胱造影（VCG：voiding cystourethrography）、腹圧性尿失禁を評価する鎖尿道膀胱造影（CCG：chan cystourethrography）などがある。婦人科造影検査としては、子宮病変の診断や卵管の状態や卵管の疎通性、卵巣腫瘍の観察として子宮卵管造影（HSG：hysterosalpingography）がある。図4にHSGの画像を示す。

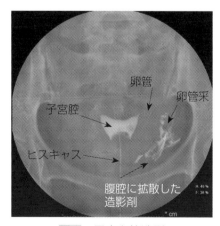

図4　子宮卵管造影

第4章　放射線診断における放射線の利用と防護

11   泌尿器、婦人科造影検査を受ける患者の看護

1   検査室の環境

　X線TV室やX線透視室といわれる検査室で行われる。単純X線検査とは異なり、X線を連続して出して検査を行う。上部・下部X線造影検査と同様である。

2   検査前の看護 - 確認しておく事項と看護支援

　前処置（指示された休薬や絶食）ができていないと、検査を行えない可能性がある。そのため、患者が前処置を理解しているか確認し、パンフレットやクリティカルパス等を用いながら、患者の個別性に合わせて説明を行う。

　撮影体位は砕石位となる場合もあるため、体位保持が可能であるかどうかを事前に確認しておく。

　婦人科造影検査（子宮卵管造影検査）の検査時期はさまざまな制限がある。放射線から受精卵を守るために月経終了後から排卵までの期間で行うため、最終月経日を確認する。妊娠の可能性がある場合（直近の月経以降に避妊しないで性交渉した場合）は検査ができないこともある。また、バリウム使用による消化管造影検査を受けて1週間以内や、油性造影剤を使用した子宮卵管造影検査を半年以内に受けている場合には検査ができないため、検査前の注意事項を確実に説明・確認しておく。

3   検査中・後の看護

　検査中、看護師は間接介助者となり患者の安全・安楽な状態を保ちつつ、検査がスムーズに施行されるように医師のサポートを行う。検査器具やカテーテルを挿入するときの刺激によって、痛みや出血を生じることがあるため、患者の状態を常に観察し異常の早期発見と対応が行えるようにする。また、生殖器の検査となるため、患者の羞恥心には特に配慮する。

　検査後は帰宅後の注意点を患者・家族に説明し、異常の早期発見と対応が行えるようにする。

予測される副作用

- 検査では何枚かのX線写真撮影をすることになる。腹部正面の被ばく線量はおよそ0.9 mSvである。人の健康に影響することが確認されている放射線量は100 mSv以上のため、複数枚の撮影を行うが、副作用を認めることはほとんどない。
- 造影剤によるアレルギー症状がまれに出現することがある。重度の場合はアナフィラキシーショックを起こす場合もある。

①泌尿器科造影検査

　経尿道的に内視鏡やカテーテルを挿入するときの刺激によって、粘膜に細かな傷がつき軽い血尿・頻尿・排尿時痛・残尿感などの症状が出る場合がある。また、造影剤を注入する際に、尿路に細菌が侵入し感染を起こして発熱などの症状が出ることがある。また、検査中に膀胱や尿管の一部が損傷することがあるが、処置を要することはまれである。

②婦人科造影検査（子宮卵管造影検査）

　診察のための器具やカテーテルを腟から子宮内に挿入し、カテーテルより造影剤を

注入する。このときに痛みを感じる患者が多い。検査後5日前後は出血する場合がある。また、骨盤腹膜炎を起こす可能性がある。

看護のポイント

アナフィラキシーショックに備え緊急時の対応ができるようにしておく。

①泌尿器造影検査

- 検査器具の取り扱いは無菌操作を徹底する。
- 尿道麻酔を実施し、時に仙椎麻酔が追加される。麻酔をかけても多少の痛みが残る場合もあるため、患者の状態を観察しながら医師の介助を行う。
- 撮影体位に苦痛が生じていないかを確認し、苦痛症状に対して速やかに対応する。
- 検査終了後は、造影剤の排出を促し副作用を低減するために、水分摂取を促す。

②婦人科造影検査

- 診察の器具、カテーテルを腟から子宮内に挿入する際の痛みを緩和する方法を事前に検討する。
- 検査後は少量の性器出血を生じる場合がある。また使用した造影剤も流れ出てくるため、生理用品やオムツなどを着用させる。症状が持続していたり、強くなったりするときには医療者に相談するよう説明を行う。
- 骨盤腹膜炎を起こす可能性があるため、検査後に処方された抗生物質は確実に内服するように服薬指導を行う。また38度以上の発熱や腹部痛の増強時には、病院へ連絡し対応の相談をするように指導する。

4 心理・社会面の看護

　X線を用いる検査のため、患者は被ばくへの不安を抱いている場合がある。泌尿器、婦人科造影検査による被ばく線量は人の健康に影響する線量を超えることはない。そのことを患者や家族に説明し、不安を軽減させる。

　検査内容により、下半身を脱衣した状態で行う場合があり、尿道や腟から内視鏡やカテーテルを挿入することでの苦痛や羞恥心を伴う場合がある。初めての検査や過去の経験により、より強い不安を抱える患者もいる。過度な露出は避けながら、安心して検査を受けられるように声掛けを行い、速やかに検査を行う。

5 小児・AYA世代の特性と看護

　AYA世代の患者は、生物学的な成長段階や精神発達課題に個人差が大きく、特に思春期においては多感な時期であるため、考えていることや感情の表出が少ないという特徴がある。生殖器に関連する検査であり、羞恥心に加え処置に伴う苦痛も受けることになるため、検査により生じる苦痛は心身ともに大きい。個人にあわせた配慮を行いながら、過度な露出を避け、速やかに検査が行えるように配慮する。

6 高齢者の特性と看護

　身体機能や視覚・聴覚などの感覚機能が低下している場合がある。検査台への移動や体位保持

などは、身体状況を確認し、安全に配慮しながら患者のペースに合わせて介助する。

7　病棟・外来（検査室）連携

　検査体位の保持が疼痛などで難しい場合には、事前に検査室と病棟の看護師で連携を図り、検査前に症状コントロールを図る。

　股関節の可動域制限のある場合には、取ることのできる体位や下肢の屈曲・進展の可能な範囲を事前に確認しておく。

12 CT 検査の概要

CT は Computed Tomography の略で、日本語ではコンピュータ断層装置とよばれる。CT は X 線の生体での吸収差を利用して、コンピュータで X 線の投影データから計算して画像再構成し断層面を得ることをしている。歴史は古く、1975 年に国内で販売されて以来、現在では数多くの医療施設に導入されている。**図 1** に CT の外観を示す。

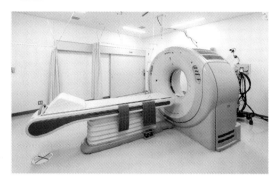

図 1　CT 外観

撮影の対象となる部位は、全身に及ぶ。**図 2** に主な横断面（水平断）の CT 画像を示す。近年では技術の進歩により薄い断層面を同時に複数枚取得することが可能となり、さらにはコンピュータの進歩により三次元画像表示（3D）をすることができる。また、検出器や画像再構成の計算アルゴリズムなどの進歩により、被ばくの低減も進んでいる。

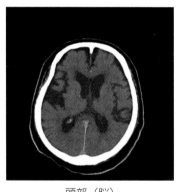

頭部（脳）

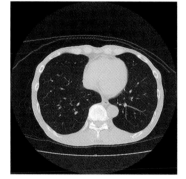

胸部（肺野）

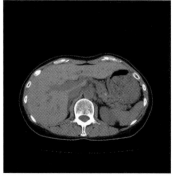

腹部

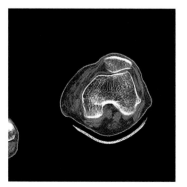

膝関節

図 2　主な横断面 CT 画像

第4章　放射線診断における放射線の利用と防護

　目的により、造影剤を使用せずに単純撮影する場合と、造影剤を使用した撮影が行われる場合がある。造影剤の注入はインジェクタを使って撮影のタイミングを計って静注することが多い。造影剤を使用することにより、腫瘍や炎症部位と周辺臓器のコントラストを付けたり血管を描出することができる。図3に急性膵炎の単純CT画像と造影CT画像を示す。

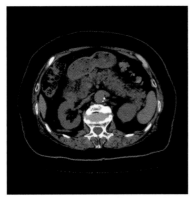

単純 CT 画像　　　　　　　　　　　　造影 CT 画像

図3　急性膵炎の単純 CT 画像と造影 CT 画像
単純 CT 画像に比べ造影 CT 画像では、血管や炎症範囲がよくわかる。

　三次元画像表示法では、横断面の薄い断層面を重ね合わせて画像再構成して冠状断、矢状断や斜位断面など任意の断層面を得ることができる多断面再構成法（MPR：multi planar reconstruction）や立体感のある三次元画像表示法であるボリュームレンダリング法（VR：volume rendering）が近年では数多く診断に利用されている。図4にMPR画像とVR画像を示す。さらには、仮想内視鏡（VE：virtual endoscopy）といわれるVRを応用した表示方法も近年では利用されている。図5にVE画像を示す。

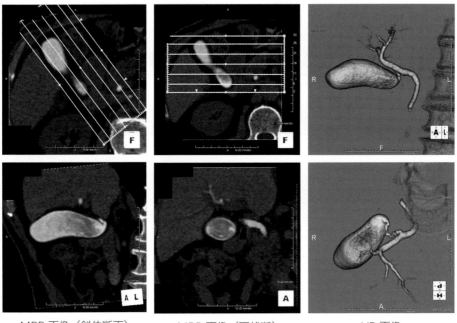

MPR 画像（斜位断面）　　　　MPR 画像（冠状断）　　　　VR 画像

図4　MPR 画像と VR 画像

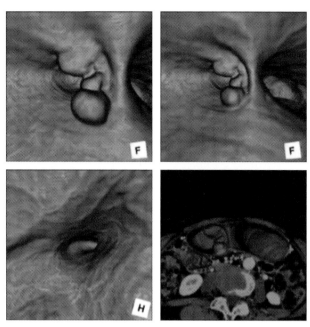

図5 仮想内視鏡（VE）画像

13　CT 検査を受ける患者の看護

1　検査室の環境

　CT 検査室には、CT 撮影装置や造影剤注入装置、撮影体位を保持する固定具などさまざまな医療機器と物品が設置されている。CT 撮影装置はドーナツ状の機械と寝台の形状で、ドーナツ状の機械にはX線を発生する装置があり、X線を照射しながら身体の周りを回転し、検出器で得られた情報をコンピュータで解析して画像化している。患者は寝台に仰臥位または腹臥位の姿勢をとり、撮影時は寝台が自動で動きドーナツ状の装置のなかに入ることで検査が行われる。

2　検査前の看護─確認しておく事項と看護支援

　CT 検査には造影剤を用いて撮影を行う造影 CT 検査と、造影剤を用いない単純 CT 検査がある。以下に造影 CT 検査について述べる。

　検査前は指示された時間の絶食ができているかを確認する。食事を摂取していた場合は、摂取時間と食事量を医師に報告し、検査時間を調整する。糖尿病等の内服がある場合は、医師へ確認する。

　絶対禁忌や原則禁忌となる患者がいる。多くは造影剤との関連が大きく関係しており、副作用や合併症を未然に防ぐために、造影剤アレルギーの有無、腎機能、禁忌となる疾患の有無を確認する。該当することがあれば医師に報告する（7　血管造影検査を受ける患者の看護　2検査前の看護─確認しておく事項と看護支援の項を参照）。

　造影剤は、腎機能が正常であれば注入後約 6 時間で約 90 ％が腎臓から尿に排泄される。腎機能が低下している場合には、造影剤を使用することができないため、腎機能の確認を行う。eGFR 値の検査が数か月以上空いている場合や eGFR 値 30 未満で当日の血液検査がない場合には、担当医に指示を確認する。腎機能が基準に達していない場合は医師に報告する。

　造影剤は異物となるため、アレルギーを起こす可能性があることを念頭に置き、アレルギー歴を確認する。アレルギー症状が出現した経験がある場合は、医師に報告する。

　撮影部位や方法によっては息止めなどの医療者の指示に従い動作をする必要があるため、認知機能や聴覚機能を確認する。動作の指示は、患者が理解しやすい言葉の選択やジェスチャーを活用するなど、認知障害や聴覚障害の程度に合わせた方法を用いる。

　閉所恐怖症の有無を確認する。閉所恐怖症がある場合には、事前に申し出を受け、状況によっては医師の指示で鎮静剤や安定剤を検査前に使用する場合もある。

　患者が点滴ルートやドレーンチューブなどの医療機器を留置しているかを確認する。撮影時に寝台が動くため、チューブ類が引っ張られたり、抜去されたりすることがないように、患者周囲の環境を整える。

　女性の場合は、妊娠中または妊娠の可能性はないかを確認する。X 線による胎児への影響を最小限に抑える。

　X 線は金属やX線透過性の低いものを透過しない性質がある。それらが撮影部位にないかを確認し、事前に外すように説明する（3　単純 X 線検査を受ける患者の看護　2検査前の看護─確認しておく事項と看護支援の項参照）。

3 検査中・後の看護

　患者に苦痛症状があり撮影体位を取ることが難しい場合には、適切な撮影体位が取れるように症状緩和を図る。また、撮影時は検査台の前後の動きがあるため、点滴やドレナージなどに支障がないようにチューブ類や環境を整える。造影検査では、造影剤の血管外漏出やアレルギーを起こす可能性があるため、検査中・後は患者の状態の変化に注意する。検査後は飲水を促すことと、患者・家族に遅発性アレルギー症状について説明し、症状出現の早期発見と対応ができるようにする。

予測される副作用

1回のCT検査で受ける被ばく線量は5～30 mSv程度であり、撮影部位や範囲によって被ばく量は変わる。通常、人の健康に影響することが確認されている放射線量は100 mSv以上のため放射線による副作用を認めることは少ない。

造影剤はまれにアレルギーの症状が出現することがある。重度の造影剤アレルギーでアナフィラキシーショックを起こした場合は、呼吸困難や心停止によって死に至る（0.0003%）おそれがある。

軽度のアレルギー症状：蕁麻疹、皮疹、湿疹、皮膚の搔痒感、嘔気・嘔吐、頭痛、くしゃみ、熱感（注入時）、冷感など

重度のアレルギー症状：呼吸困難、血圧低下、意識障害、アナフィラキシーショックによる心停止など

看護のポイント

既往歴により糖尿病薬を内服している場合は、食事の摂取時間と内服薬の服用について事前に説明する。

撮影体位によって苦痛が生じていないかを確認し、苦痛症状に対して速やかに対応する。体位の保持が困難な場合には、診療放射線技師と協働して適切な照射体位へ介助する。

留置されている点滴ルートやドレーンはチューブの長さや撮影部位を考慮し、位置を調整し、チューブが引っ張られたり抜去されたりすることがないように位置を調整する。

造影CT検査の場合、末梢静脈留置針穿刺時の血液の逆流、留置後の血管外漏出の有無を観察する。

造影剤を用いた検査をした場合には、造影剤の排出を促し副作用を低減するために水分摂取を促す。

造影剤注入後は通常熱感が生じるが、穿刺部位の疼痛や嘔気・咽頭違和感・呼吸困難・皮膚搔痒感などのアレルギー症状が出現したときには、速やかに医療者に報告するように説明する。

造影剤を使用することにリスクのある患者では、患者の変化をモニタで観察し造影剤アレルギーの出現に注意する。

造影剤アレルギーが出現した場合には、速やかに応援要請を行い、救急処置を行う。

撮影中にアレルギー症状が出現しない場合でも遅発性アレルギーが出現する可能性がある。遅発性アレルギーとは、検査終了後から3日後までに出現する、倦怠感・浮

腫・湿疹・掻痒感などの症状であり、症状が出現した場合には、速やかに受診するか
医療者に報告するように説明する。
　授乳中の患者には、造影剤注入後 48 時間あけてから授乳するように説明する。また、
授乳の前には、一度搾乳してから授乳するように説明する。

4　心理・社会面の看護

　CT 検査はX線を用いる検査であり、患者は被ばくへの不安を抱いている場合がある。単純X線
検査の被ばく量（胸部単純X線の場合：0.06 mSv）と比較すると、CT 検査の被ばく線量は 5～30
mSv と多い。しかし、医師は検査を受ける利益がリスクを上回ることを判断し、CT 検査の指示を
する。そのため患者が不安なく CT 検査を受けることができるように、不安に思っていることを確
認し、なぜ CT 検査が必要であるかを理解・納得したうえで検査に臨めるように、不安の軽減を図
る。

5　小児・AYA 世代の特性と看護

　小児が検査を受けるときには、家族（主に母親と父親）の理解と協力を得ながら行う。
　小児は慣れない環境や人、検査に対して恐怖心や不安を抱く。特に検査室は無機質な部屋のた
め、不安を抱きやすい環境といえる。事前に見学をしたり、好きなものを用意したり、親と一緒に
入室するなど不安の軽減を図る。
　小児は自分で意思決定する力をもっている。納得して検査を受ける場合は、安全かつ速やかに
実施することができるため、小児の理解を促すために、自分の好きなアニメやぬいぐるみ、本など
を使用し説明する。
　小児は動かずにじっとしていることが困難な時もある。極力動かずにいられるように好きな動
画や絵を見せるなどの工夫をする。どんな方法を用いても撮影時に動いてしまう場合には、バンド
等の固定具の使用やプロテクターの装着し撮影を行うことを検討する。
　AYA 世代（特に思春期）の患者は、多感な時期であるため、考えていることや感情の表出が少
ない（表出しない、表出できない）という特徴がある。検査に伴う羞恥心や苦痛などを察知し希望
を聞きながら関わる。
　AYA 世代の患者は、学業の合間に受診するなど限られた時間で検査を受けている場合もある。
患者の生活パターンを理解し、必要時には調整する。
　小児は成人より放射線に対する感受性が高く、放射線被ばくによる発がんリスクがある。画像
診断による放射被ばくで検査数、線量ともに大きいのが CT 検査である。小児の CT 検査において
は、X線被ばくのない超音波や MRI で情報を得ることができるか適応をよく検討する必要がある。
検査を受ける利益がリスクを上回る場合に適応となるため、小児・家族が検査の必要性を理解し受
け入れられるように、丁寧に説明する。

6　高齢者の特性と看護

　身体機能や視覚・聴覚などの感覚機能が低下している場合がある。検査時の注意事項を見落と
したり、聞き取れていないこともあるため、繰り返し説明したり分割して説明し、理解を確認しな
がら検査を進めていく。検査室までの移動中や寝台への移動など、転倒・転落する可能性があるた
め注意する。

聴力や認知機能の低下により、撮影時の指示が聞き取りにくく実行できない可能性もある。難聴の有無や認知力について確認し、患者にとって指示を受けやすい状況を整える。

認知機能の低下や注意力の低下から、点滴ルートやドレーン類など医療機器が留置されていても注意が散漫になることがある。寝台へ臥床する際には、医療者がチューブ類の管理を行い、事故抜去を予防する。

医療者への遠慮や自尊心から、寝台への臥床や起き上がり時の介助は断られる場合もあるが、寝台からの転落は骨折を招くおそれもあるため、安全に配慮しながら患者のペースを尊重し撮影の準備を整える。

7 病棟・外来（検査室）連携

患者の状態によって急を要する場合や、検査の結果で診療方針の決定や変更が予測される場合には、病棟・外来間で情報を共有し、検査時間の調整を行う。医師から薬剤や処置などの指示の変更が予測される場合には、その後の対応を円滑に行うために可能な限り早い時間帯で検査を受けることができるように、検査室と検査時間の調整を行う。

食事制限の指示がある場合は、検査時間の確認を行い予定された時間に検査が行えるように準備する。

移動や体動によって苦痛を生じる場合には、前もって症状緩和を図れるように時間調整を行う。また、他の検査がある場合は、一度の移動で済ませられるように予定を調整する。

造影剤アレルギーが出現した場合には、使用した造影剤の種類や患者の状況、医師の指示を申し送り、病棟でも継続して患者の対応ができるように連携する。

14 骨密度検査の概要

高齢化に伴う骨粗しょう症は社会的に問題となっている。骨粗しょう症は、椎体骨や大腿骨の骨折を生じやすく、骨粗しょう症の予防は重要であり、骨密度測定のニーズは高い。骨密度測定はX線を使った検査と超音波を使った検査法があるが、精度が高いことからX線を使ったDXA（dual energy X-ray absorptiometry）法が多く普及している。DXA法の骨密度装置を**図1**に示す。

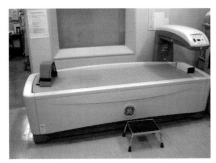

図1 DXA法の骨密度装置

DXA法の骨密度測定では2種類のX線のエネルギーを高速に切り替えて、その透過度により骨と軟部組織を区別して骨密度を測定する。測定時間は部分的な走査で数十秒程度、全身走査で5分程度である。DXA法の骨塩定量装置は、X線を絞られたファンビームを使って照射しているものが多く、周囲への散乱X線も少ないことから、操作者は簡易的な遮蔽壁を設置して撮影室内で操作することが多い。

DXA法の測定結果の一例を**図2**に示す。DXA法の測定結果は、骨に存在するカルシウムやマグネシウムなどのミネラル成分が単位面積あたりどの程度あるかを示したものでg/cm^2で表記されるほかに、20歳から44歳の最も骨量が多いとされる成人期の平均骨密度を100%として比較した若年成人平均値（YAM：young adults mean）がある。骨粗しょう症の診断基準として、YAMの値が80%以上で正常、70%以上～80%未満で骨量減少、70%未満で骨粗しょう症の疑いとされている[1]。

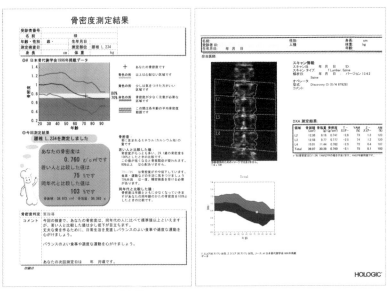

図2 DXA法測定結果の例

15 骨密度検査を受ける患者の看護

1 検査室の環境

骨密度の測定方法は低周波の超音波を用いた方法と、X線を用いる方法の2種類がある。現在は二重エネルギーX線吸収測定法（DXA法）が広く普及しており、骨粗しょう症診断基準ではDXA法を用いて計測することが推奨されている。DXA装置を設置している検査室で行う。

2 検査前の看護—確認しておく事項と看護支援

DXA法はどの部位からでも骨量を測定することができるが、骨粗しょう症の診断をするためには大腿骨近位部、腰椎が良いとされている。測定や評価が不可能な場合には、前腕骨による撮影が行われるため、どの部位で撮影されるか確認する。大腿骨近位部や腰部での撮影では、検査着へ更衣する。

X線を透過しないものを貼付していないか確認する。X線は金属など透過度の低いものを透過しない性質があるため、骨密度検査をすることが決まったときに、撮影時は湿布やテープ、使い捨てカイロ、磁気治療器などは外さなければいけないことを説明し、撮影前に身体に貼用していないか確認し、貼付している場合は、事前に外す（3　単純X線検査を受ける患者の看護　2検査前の看護—確認しておく事項と看護支援を参照）。

検査部位に取り外し不可能な金属がある場合や、撮影体位が保持できない場合には撮影することができないため、事前に確認する。支障となる場合は医師へ報告する。

女性の場合は、妊娠中または妊娠の可能性がないかを確認する。X線による胎児の影響を最小限に抑えるために、可能性がある場合は医師へ報告する。

透析を行っている患者は、高リン血症治療剤である炭酸ランタン水和物を服用している。これは薬剤が溶けにくく消化管に残存しやすいため正確な測定値を得られず検査適応外となる。さらに、検査前にバリウム検査や造影MRI、造影CT、核医学検査を行っている場合にも検査適応外となる。検査の障害となる薬剤の使用はないか、同日の検査はないかを確認する。支障となる検査がある場合には、事前に日程を調整する。また、該当する場合は医師に報告する。

3 検査中・後の看護

撮影体位を保持し苦痛なく検査が行えるように支援し、検査後は患者の状態を確認する。

予測される副作用

骨密度検査における被ばくは、装置や患者の体型によって個人差があるが、胸部X線撮影の1/4〜1/5程度の被ばく量とされている。通常、人の健康に影響することが確認されている放射線量は100 mSv以上のため、副作用を認めることは少ない。

看護のポイント

撮影の体位によって苦痛が生じていないかを確認し体位をとる。苦痛症状で体位をとることが難しい場合は、症状を緩和し撮影する。
体位の保持が困難な場合には、診療放射線技師と協働して適切な撮影体位が保持できるように体交枕やバスタオルを用いる。

第4章　放射線診断における放射線の利用と防護

4　心理・社会面の看護

　単純X線撮影と同様に、X線を用いる検査となるため、患者は被ばくへの不安をもっている場合がある。個人の体格や撮影部位により被ばく線量は異なるが、骨密度検査における被ばく線量は人の健康に影響することはない。そのことを患者や家族に説明し、不安の軽減を図る。

5　高齢者の特性と看護

　身体機能や視覚・触覚などの感覚機能が低下している場合がある。検査時の注意事項を見落としたり、聞き取れていないこともあるため、繰り返し説明したり分割して説明し、理解を確認しながら検査を進めていく。また、検査室までの移動中や検査室内での転倒や寝台から転落する可能性があるため注意する。

　医療者への遠慮や自尊心から、更衣や撮影体位への介助は断られる場合もあるが、安全に配慮しながら患者のペースを尊重し撮影の準備を整える。

6　病棟・外来（検査室）連携

　移動や体動によって苦痛を生じる場合には、前もって症状緩和を図れるように時間調整を行う。また他の検査がある場合は、一度の移動で済ませられるように予定を調整する。

参考文献

2　単純X線撮影の概要
　1）公益社団法人日本放射線技術学会ホームページ．放射線防護関連情報　1．放射線に関連する情報提供　生殖腺防護シールドに関するよくある質問（FAQ）集．https://www.jsrt.or.jp/data/bougo/
3　単純X線検査を受ける患者の看護
5　マンモグラフィを受ける患者の看護
7　血管造影検査を受ける患者の看護
9　上部・下部消化管X線造影検査を受ける患者の看護
11　泌尿器、婦人科造影検査を受ける患者の看護
13　CT検査を受ける患者の看護
15　骨密度検査を受ける患者の看護
　1）環境省．放射線による健康影響等に関する統一的な基礎資料．令和元年度版．HTML形式．第2章　放射線による被曝　2.5　身の回りの放射線．
　2）公益社団法人日本医学放射線学会．小児の胸部写真撮影に関するご案内（radiology.jp）．
　3）公益社団法人日本医学放射線学会医療事故防止委員会．造影剤血管内投与のリスクマネジメント．田村昭三．造影剤血管内投与の安全対策がん情報サービス．
　4）池田　恢・編．新体系看護学全書別巻3放射線診療と看護．第4章　放射線診断と看護．メヂカルフレンド社，2008．
　5）坂井修二，唐澤久美子・編．画像診断・放射線治療ビジュアルナーシング．第1章放射線診療での看護師の役割．第2章放射線診療の基礎知識．第3章　画像診断とケア．学研メディカル秀潤社，2019．

6）公益社団法人日本医学放射線学会・編．画像診断ガイドライン 2021 年版．第 3 版第 1 刷．金原出版，2021.

7）鈴木久美，林　直子，佐藤まゆみ・編．がん看護学テキスト NiCE　がん看護　様々な発達段階・治療過程にあるがん患者を支える．南江堂，2021.

8）日本放射線技術学会・監．放射線技術学シリーズ新郎画像技術学－X 線－．オーム社，2003.

14　骨密度検査の概要

1）福士政広・編．診療放射線技師スリム・ベーシック 診療画像機器学．メジカルビュー社，2022.

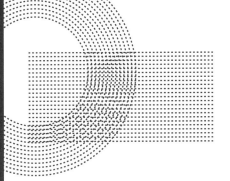

第5章
核医学における
放射線の利用と防護

1 核医学検査

1 核医学検査の基礎知識

核医学とは、任意の臓器や組織に集積しやすい性質をもつ放射性医薬品を体内に投与して他の画像診断では得ることが難しい病態生理（臓器や組織の代謝・機能）を検査する「核医学検査」と、放射性医薬品から放出される放射線によってがん細胞などを直接破壊する「核医学治療」に大別できる。核医学検査とX線検査の違いについて、第4章で述べたX線を用いた検査は、放射線発生装置を身体の離れた位置に設置し、放射線を人体に照射して生体内構造のX線吸収差を画像化する検査であり、詳細な形態画像が得られる。このため、X線画像に描出される病変部の形や大きさの変化から形態学的な診断が行われている。一方で、核医学検査は人体に投与された放射性医薬品から放出されるγ線を検出して放射性医薬品の体内分布や動態を画像化し、臓器や組織の機能的側面から診断が行われている。このように、核医学検査はX線検査と比較して検査の原理、得られる画像および診断方法が大きく異なる（**図1**）。

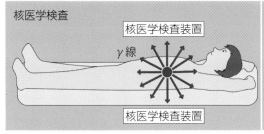
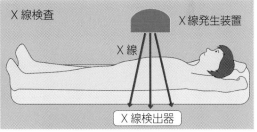

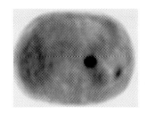
代謝・機能画像

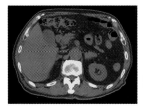
形態画像

図1 核医学検査とX線検査の違い

放射性医薬品は、放射線を放出する放射性同位元素を構造元素にもつ非密封の化合物およびそれらの製剤をいう。法的には、医薬品、医療機器等の品質、有効性および安全性の確保等に関する法律（薬機法）に定められた医薬品のうち、原子力基本法に規定される放射線を放出するものと定義されている。このため、一般の医薬品と同様な対応が必要となることに加えて、放射性医薬品は

放射線を放出するため、その使用や保管には放射線に対する対応が不可欠となる。現時点で、特殊な設備を備えた約1,200の医療機関で核医学検査が実施されている。

放射性同位元素を化合物に導入することを標識するといい、標識に用いる放射性同位元素は目的により異なる。例えば、検査を目的とした場合、人体を効率良く透過するγ線放出核種が用いられる。一方で、治療を目的とした場合、α線やβ線が用いられる。放射性医薬品の特徴として、放射性同位元素が一定の物理学的半減期に従い崩壊するため、有効期限は一般の医薬品と比較して短い。検査を目的とした放射性医薬品に用いられる放射性同位元素の物理的半減期は数秒から数日程度、治療を目的としたもので数日から数十日程度である（**表1**）。加えて、標識された化合物に薬理作用の発現はないため、一般の医薬品のように用量と反応に関係はない。薬価収載されている放射性医薬品は約50種類あり、検査内容に応じて放射性医薬品が準備されている。国内の医療機関で特に検査数が多いのは、がんの骨転移や炎症性病変の診断を目的とした骨シンチグラフィ、脳血管障害の診断を目的とした脳血流シンチグラフィ、心筋梗塞などの心疾患の診断を目的とした心筋血流シンチグラフィ、腫瘍の診断を目的としたFDG-PET検査がある（**図2**）。核医学検査に使用する放射性医薬品の副作用はきわめてまれであり、副作用発生率は10万件あたり1.7件である[1]。副作用の種類としては、血管迷走神経反応、アレルギー反応、その他（顔面紅潮、悪心、吐気、めまい、気分不良、皮膚発赤、発疹、そう痒感、脱力感、動悸、発汗）などがある。核医学検査は放射線を利用した検査であるため被ばくを伴うが、これに関連した副作用に関する報告はない。核医学検査における被ばく線量は検査内容に依存するが、0.5〜20 mSvの範囲である[2]（**図3**）。検査の実施に際しては、X線診断検査と同様に放射線防護の基本理念であるas low as reasonably achievable（ALARA）の原則に従い、放射線利用の利益を最大化するように管理されている。

表1 放射性医薬品に用いられる主な放射性同位元素

診断用			治療用		
核種	物理学的半減期	放射線	核種	物理学的半減期	放射線
^{67}Ga	3.26 日	ガンマ（γ）	^{90}Y	64.1 時間	ベータ（β）
^{81m}Kr	13 秒		^{131}I	8.01 日	
^{99m}Tc	6.01 時間		^{177}Lu	6.64 日	
^{111}In	2.83 日		^{223}Ra	11.43 日	アルファ（α）
^{123}I	13.2 時間				
^{201}Tl	3.04 日				
^{18}F	110 分				

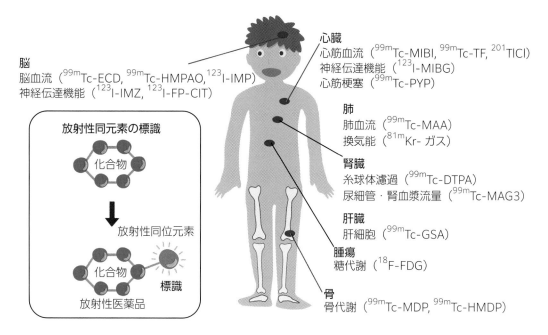

図2　主な核医学検査

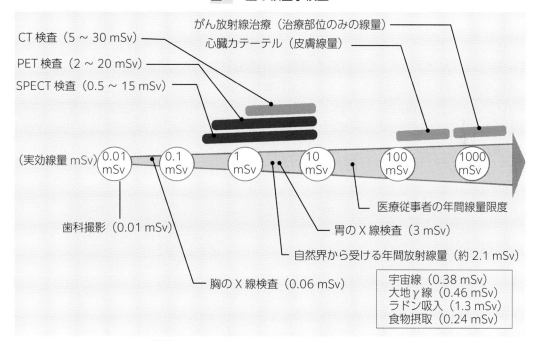

図3　核医学検査における被ばく線量の目安

　放射性医薬品の多くは注射液であるため肘静脈から投与を行うが、放射性医薬品の種類に応じて皮下および脊髄腔より投与が行われる。また、特殊なものとして、気体状（ガス）および固体状（カプセル）の放射性医薬品を吸入または経口投与して検査を行う場合がある。投与後は、目的とする臓器または組織に放射性医薬品が分布するまで時間を要するため、数時間から数日の待機時間が必要となる。また、検査に応じて投与前に食事制限や下剤投与などの前処置が必要な場合がある。検査は後述する核医学検査装置の寝台に横になり、体内から放出されているγ線を検出して画像化する（**図4**）。

第5章

核医学における放射線の利用と防護

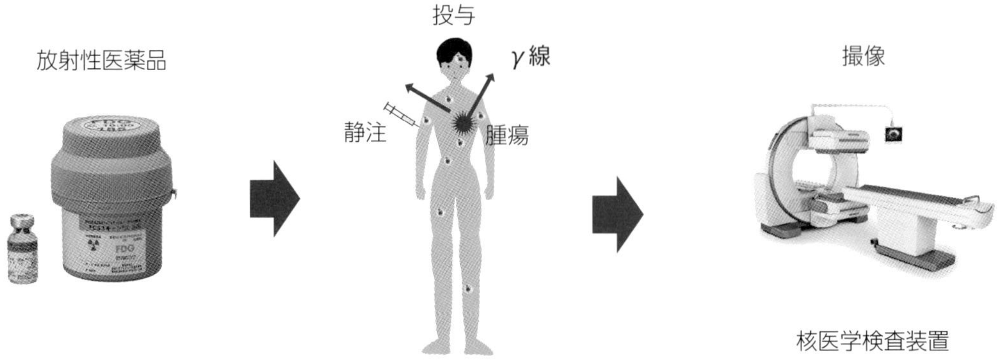

投与

放射性医薬品　　　　　　　　γ線　　　　　　　　　　　　　　　撮像

静注　　　腫瘍

核医学検査装置

図4　核医学検査の流れ

2　ガンマカメラ・SPECT

　ガンマカメラは、体内に投与された放射性医薬品から放出されるγ線を体外で計測して画像化する装置である。一般的に当該装置を用いた検査をシンチグラフィ、得られる平面像（二次元画像）をシンチグラムという。現在のガンマカメラは独立した2つの検出器を装備したものであり、1回の撮像で同時に2方向から撮像可能である。また、寝台を移動させることで全身の撮像も可能である。さらに、検出器を回転させて体内に投与された放射性医薬品の体内分布を断層画像（三次元画像）として得ることができる装置をSPECT（single photon emission computed tomography）装置という。仕様上はガンマカメラとSPECT装置の両者の機能を備えたものとなっている（**図5**）。

　核医学検査は他の検査で得ることのできない臓器・組織の機能や代謝情報を得ることができるメリットがあるが、解剖学的な情報に乏しい。このため病変が小さい場合、放射性医薬品の集積部位を特定することが困難な場合がある。この問題を解決するために、X線CT装置とSPECT装置が一体となったSPECT/CT装置が開発され、現在の主流となっている。本項では、SPECT/CT装置を用いた検査の件数が多い、骨シンチグラフィおよび脳血流シンチグラフィについて述べる。

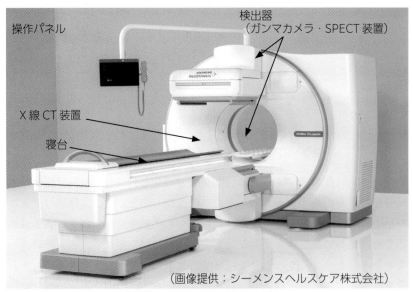

操作パネル

検出器
（ガンマカメラ・SPECT装置）

X線CT装置

寝台

（画像提供：シーメンスヘルスケア株式会社）

図5　SPECT/CT装置の外観

1）骨シンチグラフィ

核医学検査のなかで最も行われている検査である。主として、悪性腫瘍の骨転移診断や治療効果の判定を目的としている。骨転移を起こしやすいがんの種類として、肺がん、乳がん、前立腺がん、大腸がんなどがあり、これらのがんに罹患した場合は骨シンチグラフィを行うことが多い。悪性腫瘍以外では、X線撮影では描出が困難な微小骨折や炎症疾患などの診断に利用される。全身の骨を撮像することが基本であることから全身検索が容易に可能なことが最大の利点である。

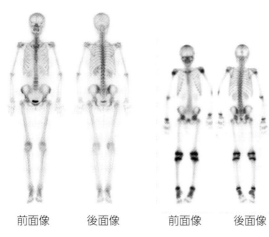

前面像　　後面像　　　前面像　　後面像

図6　正常例（左：大人、右：小児）

検査で使用する放射性医薬品は、リン酸化合物を放射性同位元素である^{99m}Tcで標識した^{99m}Tc-リン酸化合物（^{99m}Tc-MDP、^{99m}Tc-HMDP）が用いられ、投与する放射能は555〜740 MBqである。骨への集積機序は、^{99m}Tc-リン酸化合物を静脈投与すると、骨の主要構成物質であるハイドロキシアパタイト（リン酸カルシウム）にイオン交換により骨に集積する。放射性医薬品の集積量は骨代謝に比例して集積をする。**図6**に大人および小児の全身前後像を示す。生理的集積部位として、胸鎖関節、仙腸関節、腸骨稜および股関節などがある。また、^{99m}Tc-リン酸化合物は尿中に排泄されるため、腎臓、尿管および膀胱が描出される。小児の場合、成長過程にあることから骨代謝が盛んであることから骨端部、特に四肢の関節部において高集積を呈する。骨代謝が亢進した造骨性転移である場合、周辺の正常な骨と比較して放射性医薬品の集積量が多くなる。この状態を画像化することで病変部を陽性像として画像化できる（**図7**）。骨転移には造骨性転移の他に、溶骨性転移と両者が混合したものがある。溶骨性転移である場合、骨が破壊されている状態であるため放射性医薬品は集積せずに病変部は陰性像となる。

撮像は放射性医薬品の投与後3時間より撮像を開始する。前処置として、骨に集積しなかった放射性医薬品は尿中に排泄されているため、検査の直前に膀胱に溜まった放射性医薬品を排尿により体外に排泄しておく必要がある。撮像は、寝台移動速度を20 cm/分程度して全身（頭頂部から足先まで）を2つの検出器で前後方向から撮像する。その後、頭部、胸部および骨盤部は骨が重なるため斜め方向から追加撮像をする場合がある。X線CT装置と一体型となったSPECT/CT装置を用いた検査では、検出器を回転させて断層像を得てX線CT像と重ね合わせることで詳細な放射性医薬品の集積部位を評価できるようになる。

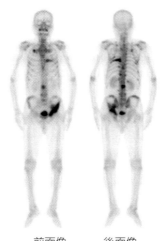

前面像　　　後面像

図7　前立腺がん多発骨転移

2）脳血流シンチグラフィ

　脳を対象とした画像診断方法として X 線 CT や MRI 検査があるが、脳血流シンチグラフィはこれらの検査で得ることのできない脳血流の変化を画像化することができる。このため、脳梗塞、虚血性脳血管障害、てんかんおよび認知症などの診断に有用である。特に、X 線 CT 画像ではとらえることが困難な発症直後の虚血性疾患の診断に有用である。また、脳血管拡張薬を投与して薬剤負荷を行うことで、脳循環予備能を評価することができ、血行再建術の適応決定や治療効果の判定が可能である。

　検査に用いる放射性医薬品は 3 種類あり、^{123}I-IMP（111 ～ 222 MBq）、^{99m}Tc-HMPAO（740 MBq）および ^{99m}Tc-ECD（400 ～ 800 MBq）のいずれかを右肘部より静脈投与する。投与後は光の刺激を遮断するために、検査中も含めてアイマスクを着用する。これは、光の刺激により後頭葉（視覚野）の血流量が増加して検査結果に影響を与えるためである。使用される放射性医薬品はすべて脂溶性物質であり、投与後は血液脳関門を通過して脳組織に移行する。その後、^{99m}Tc-HMPAO および ^{99m}Tc-ECD については、グルタチオンまたはエステラーゼなどの酵素により水溶性物質に変化をして脳内に放射性医薬品が留まる。一方、^{123}I-IMP は酵素の影響を受けないため徐々に脳組織から出ていく。^{123}I-IMP を用いた検査では、投与 20 分後より SPECT 撮像を開始する。^{99m}Tc-HMPAO および ^{99m}Tc-ECD を用いた検査では、局所脳血流の定量を行う場合が多く、投与と同時に検出器の位置を固定して動態収集を開始する。その後は ^{123}I-IMP を用いた検査と同様に SPECT 撮像を行う。正常例では放射性医薬品が脳実質に集積をするが、脳梗塞の場合は欠損像として血流低下部位を画像化することができる（**図8**）。

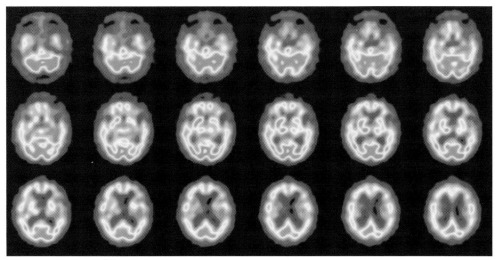

図8 ⁹⁹ᵐTc-ECD 正常例（画像提供：シーメンスヘルスケア株式会社）

3）PET

　PET（positron emission tomography）装置は、^{11}C、^{13}N、^{15}O および ^{18}F などの陽電子放出核種から約180度反対方向に放出される2本の消滅γ線を計測して放射性医薬品の体内分布を断層像として画像化するものである。PET 装置の構造は、約180度反対方向に放出される2本の消滅γ線を同時に計測する必要があるため、放射線検出器がリング状に配置された構造となっている。装置の構造上、SPECT 装置のように放射線検出器を回転させて撮像する必要がなく、効率の良い検査が可能である（**図9**）。PET 検査の撮影範囲は、全身撮像または特定の部位のみを撮影する局所的な撮像が可能である。現在主流の PET 装置は、X 線 CT 装置と一体となった PET/CT 装置であり、PET 画像で得られる機能画像に CT 画像を付加することで放射性医薬品の詳細な集積部位を特定することができる。

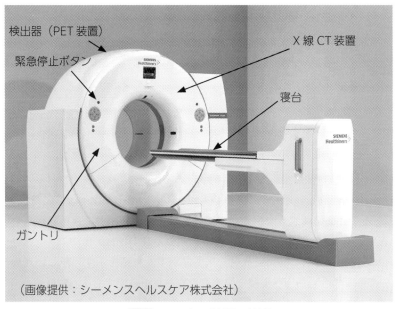

検出器（PET 装置）

緊急停止ボタン

X 線 CT 装置

寝台

ガントリ

（画像提供：シーメンスヘルスケア株式会社）

図9　PET/CT 装置の外観

　PET 検査で最も実施されている検査は ^{18}F-FDG（フルオロデオキシグルコース）を用いた腫瘍検査である。増殖能の高い腫瘍細胞は糖代謝が亢進し、正常細胞と比較して３〜８倍のブドウ糖を取り込む性質がある。この性質を利用するため、放射性医薬品にブドウ糖の２位の水酸基を放射性同位元素である ^{18}F で置換した ^{18}F-FDG が用いられる。投与後、^{18}F-FDG は細胞表面に存在するグルコーストランスポータ（GLUT）の働きにより細胞内に取り込まれ、解糖系酵素であるヘキソキナーゼの作用によりリン酸化されて ^{18}F-FDG-6- リン酸となる。その後、ブドウ糖と異なり解糖系に進まないため細胞内に蓄積される（メタボリックトラッピング）。一部の ^{18}F-FDG-6- リン酸は加水分解酵素であるフォスファターゼの作用により脱リン酸化反応により細胞外へ分泌されるが、増殖能が高い腫瘍細胞では正常細胞と比較して脱リン酸酵素の活性が低下しているため、高い濃度で平衡状態となる。この放射性医薬品の集積量の差が、画像上でコントラストを生み出し、腫瘍細胞の発見につながる（図 10）。つまり、^{18}F-FDG を用いた PET 検査は、糖代謝の状態を画像化して腫瘍検査に利用しているものである。その他に、転移・再発診断および治療効果の判定などにも利用される。最大の特徴は、X 線 CT 検査と異なり全身撮像を基本とした検査であるため、予期しない遠隔転移の診断も可能である。一方で、検査により得られる PET 画像は糖の代謝を反映したものであるため、がんとは関係なく、脳、心臓、胃、腸、消化管、肝臓、腎臓、膀胱および炎症部位など、さまざまな部位に生理的に集積する（図 11）。加えて、高分化腺がんなどの細胞分裂の速度が遅いがん腫は ^{18}F-FDG の集積が低い傾向にあり、これらの臓器・部位およびがん腫では診断が困難な場合がある。

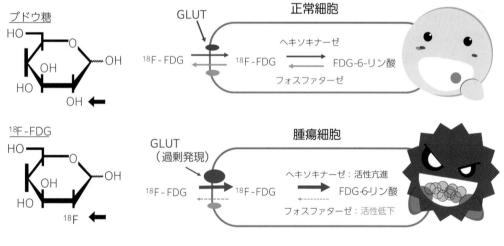

図 10　^{18}F-FDG の集積機序

　糖の代謝状態を正確に画像化することを目的とした PET 検査は、検査当日 6 時間前から糖分を含む飲食物の摂取および激しい運動を控える必要がある。^{18}F-FDG 投与前に血糖値を測定して 150 mg/dL 以下であることを確認する。検査前の絶食不良や糖尿病患者で血糖値が高い場合は医師と相談をして検査実施の可否を検討する必要がある。絶食不良の場合、血中のインスリンが上昇して筋肉の GLUT の活性が上昇して筋肉に放射性医薬品が多く集積を示す。激しい運動をした場合や松葉杖を使用している場合も筋肉へ集積を呈するため注意が必要である。血糖値が高い糖尿病患者の場合、血糖値をコントロールしてから検査を行う必要があるが、血糖値が高い状態で ^{18}F-FDG を投与すると放射性医薬品の腫瘍細胞への集積量が低下して診断が困難となる。^{18}F-FDG は通常

185 ～ 370 MBq を投与し、投与後は 1 時間程度、安静にして待機する必要がある。その後、膀胱に溜まった放射性医薬品を排尿してから PET 検査装置で撮像を行う。検査に要する時間は 30 分程度である。

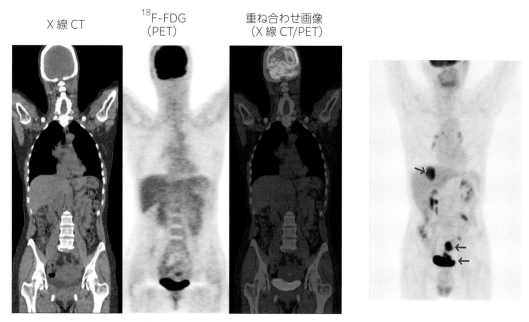

図 11 ^{18}F-FDG の正常例（左）と直腸がん肝転移症例（右）

2　核医学検査を受ける患者への看護

　核医学の検査は、放射性同位元素（RI：radioisotope）を用いた「放射性医薬品」を体内に投与する。多くは、経静脈的に投与するが、経口または吸入で投与することもある。核医学検査を受けた患者は、体内から放射性物質が消失するまで内部被ばくを受けている状態であり、患者自身が放射線源となる。そのため、介助する医療者や家族など、周囲の人にも患者から放出される放射線による外部被ばくの可能性がある。核医学は他の検査と異なり、検査の前後における日常生活での注意点を有する特徴がある。看護師には、使用する放射性同位元素の特性と利用目的を理解したうえで、患者が安全に検査を受けられるよう説明および指導を行う役割がある。核医学診断で使用する放射性同位元素と利用法について**表1**に示す。

　また、患者は未知の検査に対する不安や放射線への誤解からくる不安や緊張を抱いていることも多い。看護師は、患者が正しく理解し、核医学の検査前後の生活が具体的にイメージできるように説明する。

表1　核医学診断で使用される主な放射性同位元素

記号	読み	半減期	主な放射線	主な利用法
^{67}Ga	ガリウム67	3.26日	γ線	^{67}Ga-クエン酸シンチグラフィで炎症や腫瘍の診断に使用される。
^{201}Tl	タリウム201	72.9時間	γ線	シンチグラフィ・SPECT検査で使用され、骨転移、脳血流などの評価に使用される。
^{99m}Tc	テクネシウム99m	6.01時間	γ線	
^{89}Sr	ストロンチウム89	50.5日	β線	^{131}I-MIBGシンチグラフィで褐色細胞腫の診断に使用される。
^{18}F	フッ素18	110分	γ線	^{18}F-FDGを用いたPET検査で使用される。
^{111}In	インジウム111	2.81日	γ線	^{90}Y抗CD20抗体内用療法を行う前の体内分布表に使用される。

1　検査室の環境

　核医学検査は、ごくわずかに放射線を出す放射性医薬品を使用するため、防護措置および汚染防止措置を講じた核医学管理区域内で行われる。「医療法施行規則」で、診療用RIは診療用RI室において、PET診療用RIはPET専用のPET診療用RI使用室において使用しなければならないことが規定されている。

　医療従事者および患者が核医学管理区域の入退室の際には、「患者の核医学診療施設の入退室に係る安全確保に関するガイドライン」で放射性医薬品の飛沫によるRI汚染の拡大を防止するために、管理区域専用のスリッパ等に履き替えることが推奨されている。

　また核医学検査室には、投与してから撮像まで待機する待機室、撮像終了後の観察を行う回復室、トイレが設置されている。管理区域内のトイレ床面には、患者の排泄物からのRI汚染拡大を防止するために、ポリエチレンろ紙等でカバーされている。

2 検査前の看護

1）リスク因子

①検査に関する不安や緊張、被ばくに対する不安を抱えている。

②認知機能や聴覚機能の低下がある。

③運動機能の低下があり、歩行時の介助や補助具が必要である。

④疼痛や呼吸苦などの苦痛症状がある。

2）確認しておく事項と看護支援

①放射性医薬品を体内に取り込むことに対して不安や緊張がないかを確認する。患者が副作用に対する不安を抱いているときには、放射性医薬品の投与量が ng（ナノグラム、n は 10^{-9}）単位と微量であるため、副作用の頻度は 0.0015％と少なく、軽い症状のものがほとんどであることを説明し不安を和らげる。

②被ばくに対して不安や緊張がないかを確認する。患者が不安を抱いている場合は、核医学検査による被ばく線量は CT 検査の 1/2 程度のため、身体への影響は少ないことを説明し不安を和らげる。

③検査内容に関して正しく理解しているか確認する。認識不足や誤認識がある場合は、医師による説明を患者と共に振り返り補足説明する。

④検査に必要な前処置（検査薬投与前の食事制限、運動制限、検査薬の薬物動態に影響する薬剤の休薬）などが対応できているかを確認する。医療者の指示に対応できるか認知機能や聴覚機能を確認し、程度に合わせた方法を用いて支援する。

⑤転倒リスクを判断するために歩行時の姿勢やバランス、歩行介助や補助具が必要かを確認する。患者の高齢化が進んでいるため、RI 専用のスリッパ等の履き替えが原因で転倒リスクがより高くなる。そのため転倒リスクが高い場合は、スリッパへの履き替えは行わない。その代わりに、日常からの放射線安全管理を徹底した核医学検査室の環境整備が必要となる。

⑥検査中は同一体位の保持が必要であるため、苦痛症状の有無を確認する。苦痛症状がある場合は、検査時間に苦痛が緩和し同一体位が保持できるように、症状コントロールする。

⑦放射性医薬品を投与後、決められた時間に検査を行うことが重要である。そのため時間厳守で来院可能な時間を確認する。来院時間を厳守することや時間通りにできない状況になったときには早めに病院に連絡することを説明する。

⑧妊娠の可能性がある場合や、授乳中は胎児に影響を与えるため、検査を受けることができない。そのため、検査前に妊娠中または授乳中であるか否かを確認する。検査後に妊娠していることが明らかになった場合は、早めに医師に相談することを説明する。

3 検査中・後の看護

1）検査中の看護

　X 線検査や CT 検査よりも検査時間が長いことを説明し、患者から協力を得る。安静に同一体位が保持できるように体位を工夫し、体調変化がないか確認する。

　看護師が放射性医薬品の静脈内注射を行う場合もある。その場合は防護具を装着し、注入時は血管外漏出の有無を観察する。

2）検査後の看護

　検査後、体内に放射性医薬品は残っているが時間の経過とともに減衰し、尿中や便中に排泄されることを説明する。また、排泄を促すために水分を積極的に摂取することを説明する。

　日常生活に制限はなく、普段通りに過ごしてよいことを説明する。

予測される副作用

放射性医薬品投与による副作用の発生頻度は、0.0015％程度と非常に低い。副作用としては、注射時の副作用、負荷検査に伴う症状がある。いずれも軽症で重篤なものは少ないが、症状出現時に備えた対策が必要である。

＜注射時の副作用＞

注射時の副作用には、注射に起因した血管迷走神経反応があるが、薬剤による副作用ではない。注射によって交感神経の働きが低下する一方、副交感神経が活発することで心拍出量が低下し、皮膚血管が収縮するため、徐脈、血圧低下、冷汗、悪心、嘔吐など自律神経に関連した症状が出現する。そのため、看護師は生理的反応を理解しながら患者を観察し、症状に応じた対応を行う。

＜負荷検査に伴う症状＞

運動や薬剤負荷して行う心臓の核医学検査では、患者の状態や検査前のリスクにもよるが心筋虚血を起こす。これは、副作用というよりも検査の目的に合致した症状であり、虚血に合わせた対応が必要である。詳細は、本章3　部位別での看護　③心臓の項を参照。

看護のポイント

・検査の体位によって苦痛が生じている場合は、速やかに緩和を図る。

・検査中は患者の不意な動きによる転落や撮影装置と患者の接触事故に注意を払う。撮影機器は身体や顔に接近することが多いが、接触するなどの危険性はないことを説明し安心して撮影体勢を保持できるようにする。

・検査後は速やかに体内から放射性医薬品を排泄し、被ばくを最小限にすることが必要である。多くは尿から排泄されるため、飲水と排尿を促す。排尿時には尿の飛散による汚染を最小限にするために、男性にも洋式トイレに座って排尿することを勧める。

④　小児・AYA 世代の特性と看護

　小児の検査における薬剤の適正投与量は、体重から基本量・体重別係数を用いて算出され、投与量が少ない量に設定されているものが多い。そのため撮像時間を長くすることで一定の情報を得ることは理論的に可能である。しかし、長時間の身体抑制は予期せぬ体動を招くことになるため、検査中の患児の安静を維持することが重要である。そのためには、患児との事前のコミュニケーション、ならびに検査中の観察と十分な声掛けを行う必要がある。

⑤ 高齢者の特性と看護

　近年、認知症の画像診断として核医学検査を受ける高齢者は多い。身体機能の低下や視覚・聴覚などの感覚機能、認知機能が低下している高齢者にとって、前処置や検査後の排泄方法など指示された通りに行うことが難しいこともある。家族のサポートが得られるかを確認し、高齢者が実施しやすい方法を家族と一緒に考えながら指導する。

⑥ 病棟・外来の連携

1) オムツ等の取り扱い

　オムツ等をしている患者の核医学検査後には、オムツ等の感染性廃棄物から放射線が検出されることがある。「放射性医薬品を投与された患者さんのオムツ等の取り扱いマニュアル」では、放射線が検出される廃棄物を医療施設から外に出さないことを目的としているため、病棟ではマニュアルを遵守した対応が必要となる。対象となる廃棄物には、オムツ、失禁パット、人工膀胱のパウチ、導尿バックなどがある。核医学検査後は、核種の減衰期間によって定められた回収期間まで廃棄物収納箱（放射性廃棄物容器）に個別回収する。回収する容器は、患者1人につき1つとし、患者名、回収期間を明記する。オムツ交換の介助での被ばく線量は、自然放射線による被ばくにも満たない微量な線量であるが、感染性のものを取り扱う意味でも手袋を装着する。

2) 情報共有の必要性

　核医学検査の撮像時間は、検査によって異なるが、15分から1時間程度を要する。撮像の際に動かないようにする必要があるため、外来・病棟間で患者の状態や症状コントロールに関する情報を共有し、検査時間の調整を行う。また、他の検査が予定されている場合は、先に済ませるように、看護師は他部門との調整を行う。

3 部位別での看護

1 脳の核医学検査

脳の核医学検査では、脳血流の評価を目的とした断層像でみる脳血流 SPECT が主である。脳血管障害、認知症、精神疾患、脳死などの診断、治療効果判定法および経過観察時が適応となる。検査適応となる主な疾患および病態を**表 1**に示す。

表 1　脳の核医学検査適応となる疾患および病態

疾患および病態	
脳血管障害	脳の外傷後の機能評価
アルツハイマー病や正常圧水頭症などによる認知症	脊髄腔からの脳脊髄液漏出
てんかん	脳死

1）脳血管障害

脳血流 SPECT や脳受容体 SPECT の場合は放射性医薬品を静脈注射し、薬剤投与 3 時間後に 30 分ほどかけて撮像する。

2）認知症

認知症の原因はさまざまであるが、代表的なアルツハイマー型認知症では特有のパターンがみられ、症状が軽微または認められない時期から血流や代謝の障害が生じる可能性が示唆されている。近年、アミロイド PET はアルツハイマー病等の認知症の研究、診療および治療薬開発に役立つと期待されているが、現段階では根本的治療薬が確定していないため、検査結果がもたらす心理・社会的影響にも配慮する必要がある。そのため、「アミロイド PET イメージング剤の適正使用ガイドライン」では、認知症やアルツハイマー病に関する十分な知識と経験をもつ専門医師が患者を診療したうえで適用を判断して検査を依頼する必要性があるとされている。

3）脳死

脳死の診断は、昏睡、瞳孔固定、反射の喪失などの症状に加え、脳波平坦化や自発呼吸停止などで判定される。脳血流 SPECT では、脳血流の途絶を照明する直接的な所見が得られ、簡便かつ客観的な方法である。

4）その他

てんかん、精神疾患脳炎などにも脳血流 SPCT は用いられる。

脳槽シンチグラフィの場合には腰椎穿刺により脊髄液腔へ放射性医薬品を注入し、薬剤注入後の脳脊髄液腔での流れをみるため、2 時間後、6 時間後、24 時間後、48 時間に 10 ～ 20 分間かけて撮像する。

看護のポイント

どの撮像も体動により画像が不鮮明になり診断に影響を及ぼすため、検査中は動かないよう患者に説明する。その際、静止が困難となる要因を確認する。脳の疾患がある

患者を対象に検査を行うため、認知力の低下、てんかん発作を起こしやすい状況を予測して対応する。

② 肺

　肺の核医学検査では、肺血流量や呼吸機能（換気）を調べることを目的とした肺血流シンチグラフィが主である。肺梗塞あるいは塞栓、肺の炎症や腫瘍の診断、治療効果判定法および経過観察時が適応となる。検査適応となる主な疾患および病態を**表2**に示す。

　核医学検査以外の画像診断が形態異常の把握を中心とした診断であるのに対し、肺血流シンチグラフィは局所呼吸機能を反映した画像が得られる特徴がある。副作用の出現する頻度は10万件あたり2件以下であると報告されており、造影剤副作用歴のある患者にも使用でき、前処置が不要であることから、緊急時の検査も安全に行うことが可能である。

表2　肺の核医学検査適応となる疾患および病態

疾患および病態	
肺塞栓症、肺梗塞症	肺がん
慢性閉塞性疾患	気管・気管支異物、気管支奇形、腫瘍
サルコイドーシス	悪性リンパ腫など

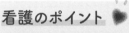

看護のポイント

・肺タリウムシンチグラフィでは、腹部への集積を減らすため、食事を検査終了まで控える。また、ガリウムシンチグラフィでは、前処置として検査前日と前々日に下剤を服用する。検査当日は腸をできるだけ空の状態で撮像するため、排便が十分に認められない場合は状況に応じて浣腸を行う。
・看護師は検査説明で食事や排泄について説明するとともに、糖尿病薬や循環器系の内服薬の有無を確認し内服指導を行う。また、呼吸器疾患に伴う検査中の呼吸状態の変化に注意しながら介助する。

③ 心臓

　心臓の核医学検査では、ポンプ機能を調べる検査と、心筋血流量をみる検査に分けられる。

　ポンプ機能の検査では、血液内に均等に混ざって血管内にとどまる薬剤を使って心臓の動きを間接的にみる方法と、心筋血流の検査で行う方法がある。心筋血流量の検査では、心筋の動きを直接的にみたうえで、動きに伴う心筋の厚みの変化を調べることができる。いずれも心電図同期撮影を行う。

　心血流量を調べる検査では、心筋に集積される薬剤を使用する。心血流量が必要に応じて増えるかを調べるため、運動や薬剤負荷などで心筋血流量を高める操作を行う。負荷による検査では、通常の状態（安静）と心臓に負荷をかけた状態の2回に分けて撮像が必要である。

看護のポイント

＜検査前＞

・心臓の核医学検査を受ける患者は、狭心症治療薬やβ遮断薬、糖尿病薬を内服していることが多く、内服薬を一時止めて検査を行うこともある。医師の指示通り休薬ができているかを確認し、検査終了後には内服再開のタイミングの指導を行う。

・タリウムシンチグラフィの前処置は、肝臓や胃へのRI薬剤集積による心筋画像に影響するために検査前には絶食とする。テクネシウムシンチグラフィの前処置は、胆嚢へのRI薬剤集積による心筋画像に影響するため、検査前の絶食は必要だが、胆嚢からの排泄を促進するために、RI薬剤投与後に食事や乳製品（牛乳やヨーグルト、チョコレートなどの高タンパク食）の摂取を促す。

・糖尿病薬を内服している際は、低血糖症状が出現する可能性もあるため、検査直近の採血検査を確認し、ブドウ糖など持参するよう説明する。

・患者には、検査中に「胸が痛い」「胸が苦しい」「詰まる、押される」などの症状が出現したときにはすぐに申し出るように検査前に指導する。

・負荷中の心電図変化や胸部症状がない場合でも、撮影中に虚血症状が出る可能性があるため、緊急時のために血圧・心電図モニタ、緊急薬品、除細動器の準備をする。

＜検査中＞

・ジピリダモールによる薬剤負荷では、一過性の血圧低下、胸痛、頭痛、めまい、不整脈（心電図のST低下、洞停止、房室ブロック、徐脈、頻脈など）、呼吸困難を数％～約20％の頻度で出現することがあり、症状が重症な場合は、拮抗するアミノフィリンを緩徐に静注したりニトログリセリンを投与する。血圧が大きく低下する場合は、下肢の挙上や昇圧薬を用いた処置を行う。また、アデノシン負荷検査でも同様の症状が約60％の頻度で出現するが、薬剤の半減期が約10秒と短いため、持続投与を中止すれば多くは改善する。

・看護師は、検査前、中、後のバイタルサインの測定、検査中の心電図変化、胸部症状を観察しながら検査介助を行い、症状が出現したときに、症状に応じた適切な処置を行えるよう緊急時の準備をしておくことが必要である。

＜検査後＞

・検査終了後には、患者の疲労度、バイタルサインの測定、心電図の変化の有無、胸部症状や迷走神経反射の有無を観察する。

4 　肝臓・胆道

　肝臓と胆道の核医学検査では、**表3**の疾患の疑いや診断、治療効果判定および経過観察の目的に行われる。

表3　肝臓・胆道の核医学検査適応となる疾患および病態

疾患および病態	
胆嚢炎、胆嚢手術後	肝・胆道の外傷後、奇形
黄疸	肝臓の腫瘍
肝硬変、慢性肝炎など	

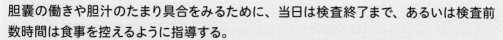

胆嚢の働きや胆汁のたまり具合をみるために、当日は検査終了まで、あるいは検査前数時間は食事を控えるように指導する。

⑤ 内分泌臓器（甲状腺、副甲状腺、副腎）

内分泌臓器の核医学検査では、放射性医薬品を内服または静脈注射で投与して撮像する。検査が行われる主な疾患を**表4**に示す。ここに示す疾患の疑いや診断、治療効果判定および経過観察の目的に行う。

表4 内分泌臓器（甲状腺、副甲状腺、副腎）の核医学検査適応となる疾患および病態

疾患および病態	
甲状腺機能亢進症	甲状腺機能低下症
甲状腺がん、甲状腺腫瘍	亜急性甲状腺炎、慢性甲状腺炎
副甲状腺機能亢進症	クッシング病
原発性アルドステロン症	褐色細胞腫など

看護のポイント

- 甲状腺は、全身のどこよりも多くのヨードを集め、甲状腺ホルモンを作り、貯蔵している。甲状腺シンチグラフィでは、放射線を出すヨードを内服し、甲状腺に集積されるタイミングで撮影するため、待機時間は数時間から24時間（翌日）である。この検査では、検査1〜2週間前から検査終了まで、ヨードを含んだ食品（海藻類、寒天、昆布だしなど）を控える必要がある。
- 副腎シンチグラフィでは、甲状腺シンチグラフィとは逆に、甲状腺への余分な集積を抑えるために検査前からヨードを内服する必要がある。検査前の処置が適切に行われなければ、適切な結果が得られないため検査を受けることができない。そのため、看護師は患者が日常生活に食事制限または内服が継続してできるように指導する。
- 患者自身だけでなく周囲の家族からも協力を得ることが不可欠になるため、家族にも指導を行う。後から見返すことができる資料を活用するなどの工夫や、検査部門、外来部門との連携を図り統一した説明や対応を行う。

⑥ 腫瘍・炎症

がん細胞は、正常細胞に比べて3〜8倍のブドウ糖を取り込む性質がある。それを利用して行われる核医学検査にPET検査がある。^{18}F-FDG（フルオロデオキシグルコース）という、わずかに放射性同位元素を含んだ検査用のブドウ糖を静脈注射し、全身の臓器・組織に集積された様子を撮像する。

看護のポイント 💭

- FDG は生理的に脳や肝臓、消化管に多く集積し、腎臓から膀胱を経て体外に排泄されるため、これらの部位の腫瘍は時に検出が困難となる。検査前に食事や運動をすることで、腫瘍・炎症部以外にも集積するため、検査前 6 時間より絶食する必要がある。水分摂取は、緑茶や麦茶、水など糖分を含んでいないものとする。
- FDG-PET 検査の場合、検査終了後 2 時間は乳幼児や妊産婦との接触は避ける必要がある。検査前に注意事項を説明し、家族への協力も依頼する。
- PET 検査を受ける患者は、年齢層の幅が広く、高齢者も多い。また、疾患や病状も多岐にわたり合併症をもつことも多く、重症のこともある。そのため看護師が問診を行うことで、患者の病歴、症状を把握し読影する医師が必要とする情報を意図的に聴取し、患者の病歴、症状を把握した情報を検査技師や医師へ情報提供することができ、患者が安全に検査を受けることができる。また、「がん」がみつかることの恐怖や治療効果の期待を抱えながら検査を受ける患者と家族に対し、安心して検査を受けられるよう精神的なケアも行う看護師の意義は大きい。

7　骨

　骨の核医学検査では、多くの場合、骨転移の診断目的で行う。乳がん、前立腺がん、肺がんなどは骨転移を起こしやすい疾患であり、治療方針を決定するために、転移が明らかでなくても治療開始前に骨シンチグラフィを行うことがある。また、治療効果判定や治療後の再発の有無を明らかにする目的で行う。

看護のポイント 💭

- 前処置や食事の制限もなく、放射性医薬品を静脈注射後 3 時間ほど待機してから撮像する。投与した放射性医薬品が腎臓から膀胱にも排泄され、膀胱内に尿が溜まっていると骨盤部の病巣と重なり診断しにくくなるため、待機中は水分を多めに摂り、頻回に排尿するように説明し、撮像直前にも排尿を促すことで適切な撮像画像が得られるように支援する。
- 検査中はベッドで横になり、動かずに 30 分ほど時間をかけて撮像する。検査中に動かないように指導するが、骨転移のある患者は、寝台への昇降動作、硬い寝台での同一体勢などで疼痛が増強し、検査の途中で動いてしまう可能性がある。また、撮像に必要な時間を説明しても、患者は変化がないため撮像がいつ終わるのかと不安を抱き、臥床していることが苦痛になる。そのため、検査前に鎮痛剤を使用した症状コントロールを行い、検査途中で残りの時間を説明し、検査時の苦痛を回避する。
- 検査後は、約 3 時間で 50％以上が尿中に排泄されるため、できるだけ水分摂取を促し頻回の排尿を勧める。

⑧　腎臓

　腎臓の核医学検査では、腎機能を測定するために、放射性医薬品を注射した後、時間を追って複数の画像をとる「動態」、時間経過を追わない画像をとる「静態」、片方の腎機能を測定する「分腎機能検査」などさまざまな種類がある。

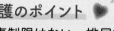

看護のポイント

食事制限はない。排尿後に約 300 mL を飲水する、放射性医薬品を内服する前処置を必要とする検査もある。また検査中は 30 〜 40 分かけて撮像するため、動かないように指導する必要がある。患者指導では、検査前から検査中および検査後の流れをわかりやすく説明する。

⑨　血管

　血管の核医学検査では、血管あるいはその内部の血流を確認する目的で行う。検査を行う主な疾患を**表 5** に示す。ここに示す疾患の疑いや診断、治療効果判定および経過観察を目的に行う。

表 5　血管の核医学検査適応となる疾患および病態

疾患および病態	
静脈血栓症	下肢静脈瘤
上大静脈症候群	閉塞性動脈硬化症
閉塞性血栓性血管炎	大動脈炎症候群など
原発性アルドステロン症	褐色細胞腫など

看護のポイント

前処置や食事の制限はなく、比較的急速に静脈注射を行い撮像する。検査によっては足首を圧迫し 10 〜 30 分かけて撮像する。検査の流れを説明し撮像中は安静を保つように説明する。

⑩　小児・AYA 世代の特性と看護

　小児の検査における薬剤の適正投与量は、体重から基本量・体重別係数を用いて算出され、投与量が少ない量に設定されているものが多い。そのため撮像時間を長くすることで一定の情報を得ることは理論的に可能である。しかし、長時間の身体抑制は予期せぬ体動を招くことになるため、検査中の患児の安静を維持することが重要である。そのためには、患児との事前のコミュニケーション、ならびに検査中の観察と十分な声掛けを行う必要がある。

⑪　高齢者の特性と看護

　近年、認知症の画像診断として核医学検査を受ける高齢者は多い。身体機能の低下や視覚・聴覚などの感覚機能、認知機能が低下している高齢者にとって、前処置や検査後の排泄方法など指示された通りに行うことが難しいこともある。家族のサポートが得られるかを確認し、高齢者が実施

しやすい方法を家族と一緒に考えながら指導する。

12　病棟・外来の連携

1）オムツ等の取り扱い

　オムツ等をしている患者の核医学検査後には、オムツ等の感染性廃棄物から放射線が検出されることがある。「放射性医薬品を投与された患者さんのオムツ等の取り扱いマニュアル」では、放射線が検出される廃棄物を医療施設から外に出さないことを目的としているため、病棟ではマニュアルを遵守した対応が必要となる。対象となる廃棄物には、オムツ、失禁パット、人工膀胱のパウチ、導尿バックなどがある。核医学検査後は、核種の減衰期間によって定められた回収期間まで廃棄物収納箱（放射性廃棄物容器）に個別回収する。回収する容器は、患者1人につき1つとし、患者名、回収期間を明記する。オムツ交換の介助での被ばく線量は、自然放射線による被ばくにも満たない微量な線量であるが、感染性を取り扱う意味でも手袋を装着する。

2）情報共有の必要性

　核医学検査の撮像時間は、検査によって異なるが、15分から1時間程度を要する。撮像の際に動かないようにする必要があるため、外来・病棟間で患者の状態や症状コントロールに関する情報を共有し、検査時間の調整を行う。また、他の検査が予定されている場合は、先に済ませるように、看護師は他部門との調整を行う。

4 核医学治療の概要

　核医学治療は、治療用放射性医薬品を特定の病巣部に取り込ませて、その周辺のみに放射線を照射させて細胞を死滅させる治療である。一般的な放射線治療（第6章参照）は身体のある部分に体外から高エネルギーの放射線を照射して局所的な治療を行うが、核医学治療は全身に広がった転移病変も治療の対象となるため全身治療となる。治療用放射性医薬品には飛程（放射線が届く距離）の短いα線（^{223}Ra）およびβ線（^{131}I、^{90}Y、^{177}Lu）放出核種が用いられる（**表1**）。組織内の飛程はα線で100 μm程度、β線で数mm程度である。このため、病変部に対して選択的に放射線治療が可能であり、その結果として骨髄などの正常組織への毒性は低い。放射性同位元素の物理学的半減期は、治療を目的としているため適度に長いことが望ましい（本章1　核医学検査　表1）。現時点で利用可能な治療用放射性医薬品は**表1**に示す4種類である。

表1　治療用放射性医薬品

核種	放射線	対象疾患	投与方法
^{90}Y- イブリツモマブ・チウキセタン	ベータ（β）	悪性リンパ腫	静注
^{131}I-NaI		バセドウ病 甲状腺がん 褐色細胞腫	経口
^{177}Lu-DOTA-TATE		神経内分泌腫瘍	静注
^{223}RaCl$_2$	アルファ（α）	去勢抵抗性前立腺がん	静注

1 ^{90}Y（イットリウム）抗 CD20 抗体内用療法

　^{90}Y- イブリツモマブ・チウキセタンの適用は、CD20陽性の再発または難治性の低悪性度B細胞性非ホジキンリンパ腫およびマントル細胞リンパ腫である。がん化したB細胞表面にはCD20抗原が発現し、これに特異的に結合する抗CD20抗体に標識された^{90}Yから放出されるβ線により腫瘍細胞を選択的に破壊する（**図1**）。^{90}Y- イブリツモマブ・チウキセタンは、マウスのモノクローナルIgG1抗体イブリツモマブにキレート剤であるチウキセタンを組み合わせたものであり、マウスタンパク質由来製品またはリツキシマブ（遺伝子組み換え）に対する重篤な過敏症の既往歴のある患者、妊婦または妊娠している可能性のある女性の治療は禁忌である。

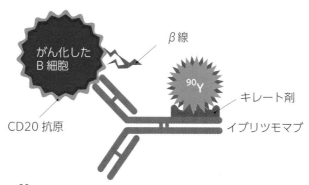

図1　^{90}Y- イブリツモマブ・チウキセタンの集積機序

　治療の実施に際して、γ線放出核種である^{111}Inで標識したイブリツモマブ・チウキセタンを投与してガンマカメラで全身像を撮像して^{90}Yを用いた治療の適格性を判断する検査を行う（図2）。骨髄にリンパ腫細胞が浸潤している場合、^{90}Yを用いた治療後に重篤な造血障害をきたす可能性があるため、病変がどこにあるのかを事前に確認しておく必要がある。図2は治療可能な症例であるが、治療不適格な場合、骨盤部、大腿骨上部および肋骨など骨髄の分布の一致した顕著な集積を示す。^{111}Inイブリツモマブ・チウキセタンを用いた検査の結果、適用と判断された場合は^{90}Y-イブリツモマブ・チウキセタンを14.8 MBq/kg（最大1,184 MBq）を静注して治療を開始する。

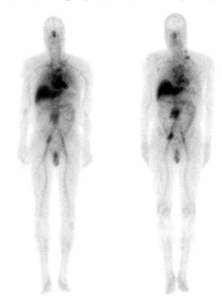

投与24時間後　　　投与74時間後

図2　^{111}In-イブリツモマブ・チウキセタン投与後の全身像 [3]

2 ^{131}I-NaI（ヨウ化ナトリウム）内用療法

　放射性ヨウ素131（^{131}I）を用いた治療であり、甲状腺機能亢進症（バセドウ病）および甲状腺がんの治療に対して利用される。^{131}Iはγ線とβ線を放出する放射性同位元素であり、β線を用いた治療の他にγ線をガンマカメラで画像化することで治療の経過を観察することが可能である。

　甲状腺機能亢進症は、甲状腺ホルモンが甲状腺で過剰に作られる状態で、その代表的な疾患としてバセドウ病がある。甲状腺ホルモンが過剰になると、新陳代謝が高くなり、多汗、暑がり、食欲亢進、体重減少、倦怠感、軟便、下痢、イライラ、集中力の低下が起こる。また、甲状腺機能亢進症を呈さない疾患であるが、甲状腺腺腫に対しても有効な治療法とされている。実際の治療においては、機能亢進の程度に応じて^{131}Iの投与量を決定するため、超音波もしくはX線CT検査により甲状腺の体積を測定する。甲状腺の比重を1として甲状腺の重量を推定する。加えて、^{123}Iを少量投与（7.4 MBq）して、3時間後および24時間後に甲状腺摂取率を測定して有効半減期を推定する。投与量の決定には、一定量を投与する方法（111〜500 MBq）、甲状腺の単位重量あたりの摂取率に基づく方法および甲状腺吸収線量に基づく方法があるが、吸収線量が100〜200 Gyになるような投与量とするのが一般的である。投与は^{131}I含有カプセルを経口投与する。法律上、投与量が1,100 MBqを超えない場合は外来で治療が可能である。前処置として、治療実施2週間程度前より無機ヨウ素摂取の制限が必要となる。ヨウ素は海藻類、貝類、だし汁などを中心に多くの食

品に含まれているがこれらの摂取を控える必要がある。投与後 3 〜 4 か月から甲状腺ホルモンの低下や甲状腺の縮小が始まる。

　甲状腺がんの治療においては、甲状腺がんの原発巣に対する治療には利用されず、手術による甲状腺全摘出後の残存甲状腺組織のアブレーションおよび甲状腺全摘出後の転移や再発病変に対して実施される。絶対的禁忌は、妊婦および授乳継続中あるいは授乳希望者に対する治療である。投与量は、アブレーションを実施する場合は 1,110 〜 3,700 MBq、転移や再発病変に対して治療を行う場合は 3,700 〜 7,400 MBq となる。投与後は放射線治療病室に 2 〜 3 日程度の入院が必要となる。アブレーションを行う利点として、画像診断では描出できない微小転移病変が存在する場合において、再発のリスクを低減することができる。一方で、転移や再発病変においては、一般的に転移や再発病変は原発巣と同様の性質を有するため、例えば肺、骨およびリンパ節に転移した場合においても ^{131}I を用いた治療が可能となる（**図 3**）。治療の効果は、X 線 CT などの画像診断結果および血清サイログロブリン値を総合的に判断して決定する。

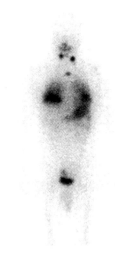

図 3　^{131}I 投与 4 日後の全身像

3　^{177}Lu-DOTA-TATE（ルテチウム）内用療法

　ルテチウム -177 標識ソマトスタチンアナログ（^{177}Lu-DOTA-TATE）はソマトスタチンアナログであるキソドトレオチドにキレート剤（DOTA）を介して ^{177}Lu で標識した治療用放射性医薬品であり、適用は膵臓や消化管の神経内分泌腫瘍である。これらの臓器に発現する神経内分泌腫瘍はソマトスタチン受容体を高率に発現している。^{177}Lu-DOTA-TATE はソマトスタチン受容体に親和性をもつことから、投与後にソマトスタチン受容体に結合して ^{177}Lu が腫瘍細胞内に取り込まれ、^{177}Lu から放出される β 線により腫瘍細胞の DNA 損傷を引き起こすことで腫瘍増殖抑制効果が期待できる治療が可能となる。^{177}Lu は治療に用いる β 線の他に、γ 線を放出しているためガンマカメラを用いて ^{177}Lu-DOTA-TATE の分布を評価することが可能である。β 線の組織内飛程は最大で約 2.2 mm であり、周辺の正常細部への影響を抑えることができる。

　^{177}Lu-DOTA-TATE を成人では 1 回 7.4 GBq を 30 分かけて 8 週間間隔で最大 4 回まで点滴静注する。主な排泄経路は尿中であるため、腎臓の被ばく低減を目的として、アミノ酸として L-リシン塩酸塩および L-アルギニン塩酸塩をそれぞれ 25 g のみを含有する輸液製剤を本剤投与 30 分前

から投与する必要がある。投与後は放射線治療病室もしくは特別措置病室に 2 ～ 3 日程度の入院が
必要となる。

4　^{223}RaCl$_2$（塩化ラジウム）内用療法

　一般的に進行した前立腺がんに対しては内分泌療法（ホルモン療法）が実施されるが、この治療に対して抵抗性を示す去勢抵抗性前立腺がんに進展した場合、骨転移が生じる可能性が高くなる。^{223}RaCl$_2$ を用いた治療は、骨転移のある去勢抵抗性前立腺がんに対して実施される。^{223}RaCl$_2$ の最大の特徴は、α 線放出核種である ^{223}Ra が利用されていることである。α 線は β 線と比較して細胞毒性が高いことから高い治療効果が期待できる。また、組織内飛程が 100 μm 程度と短いため周辺の正常細胞への影響が少ないことが特徴である。^{223}Ra は Ca（カルシウム）と性質が類似しており、骨代謝が盛んな骨転移部位に集積をする。^{223}Ra は α 線の他に γ 線も放出しており、γ 線を核医学検査装置で撮像することで集積部位を可視化できる。造骨性の骨転移が生じた症例の場合、骨シンチグラフィ検査で得られる画像と類似する（図4）。

　投与量は成人の場合、55 kBq/kg を 4 週間隔で最大 6 回まで緩やかに静注する。外来での治療が可能であり、放射線治療病室等への入院は不要である。副作用として、骨性抑制があり、発熱、寒気、好中球減少、白血球減少、リンパ球減少、血小板減少、貧血などの症状が現れることがあり、治療実施前および投与中は定期的に血液検査を行い、患者の状態を十分に観察する必要がある。

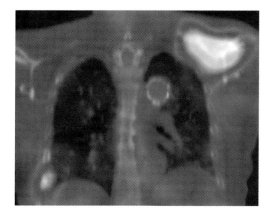
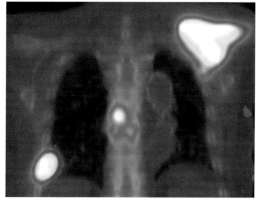

（画像提供：慶應義塾大学病院）

図4　^{223}RaCl$_2$ の臨床例（左）、^{99m}Tc-HMDP（骨シンチ）の臨床例（右）

5　核医学治療の特徴と看護師の役割

　核医学治療とは、組織に親和性の高い放射性医薬品を、内服もしくは静注して体内で放射線照射を行う手法で、放射性同位元素（RI：radioisotope）内用療法（以下、RI内用療法）とよばれる。主に腫瘍を対象にするが、甲状腺機能亢進症など良性疾患を対象とする場合もある。核医学治療に用いる核種と主な疾患を**表1**に示す。

　外照射や密封小線源治療は、対象とする病巣へ照射する局所的治療であるのに対し、RI内用療法は薬物療法と同様に全身治療である特徴がある。核医学診断で用いる核種はγ線を放出するものであるのに対し、核医学治療ではβ線やα線を放出する核種を用いた放射性医薬品を投与する。対象となる腫瘍や臓器の生物学的特徴により選択的に特定の部位に取り込まれ、そこで放出される放射線で腫瘍を攻撃するメカニズムであり、今後さらに期待される治療法である。β線やα線は透過性が非常に低く、飛程が短い。そのため、放出された放射線エネルギーの大部分を核種が集積した腫瘍やその近傍に集約させることができ、周囲の正常組織への被ばくは最小限に抑えることができる。

　近年では、ソマトスタチン受容体陽性の神経内分泌腫瘍に対するルタテラ®（^{177}Lu：ルテチウム）を用いた内用療法が2021年より保険適応となった。医療における核医学の重要性が高まるとともに、従事する看護師の役割も大きくなってきている。患者は社会生活を営みながら治療を受けることも多いため、患者と家族の放射線被ばくの低減を図ることが重要である。また、看護師が放射線から身を守りながら、より良い看護を提供するために、放射線防護の基本を把握し、防護対策を行いながら核医学治療を受ける患者に関わっていく。

表1　核医学治療に用いる核種と主な疾患

核種	一般名（商品名）	疾患
^{131}I	ヨード131	甲状腺機能亢進症、甲状腺がん
^{131}I-MIBG		褐色細胞腫・パラガングリオーマ
^{90}Y	イットリウム（ゼヴァリン®）	再発または難治性の低悪性度B細胞非ホジキンリンパ腫、マントル細胞リンパ腫
^{223}Ra	塩化ラジウム（ゾーフィゴ®）	骨転移のある去勢抵抗性前立腺がん
^{177}Lu	ルテチウム（ルタテラ®）	ソマトスタチン受容体陽性の神経内分泌腫瘍

1　放射性ヨウ素（^{131}I）内用療法

　放射性ヨウ素（^{131}I）内用療法は、甲状腺機能亢進症や分化型甲状腺がん（乳頭がん、濾胞がん）を対象に、残存甲状腺全摘術後、あるいは亜全摘術後に残存甲状腺組織を破壊する目的で行われる治療である。この治療は、放射線ヨウ素を含んだカプセルと水を服用する簡便な方法であり、一度に全身への転移巣への治療ができること、β線の飛程が短く周囲正常組織への影響は少ない特徴がある。

　リンパ節転移および遠隔転移（肺、骨など）がある患者には、放射線ヨウ素を3.7〜7.4 GBq含んだカプセルを服用するが、放射線防護および汚染を講じた放射線治療病室（アイソトープ病室）への入院管理が必要となる。また、2010年から、「放射性同位医薬品を投与された患者の退出につ

いて」が規定されたことで、放射線ヨウ素を1,110 MBq 含んだカプセルを外来で経口投与することが可能となった。このことにより、遠隔転移がなく、明らかな担がん状態にない分化型甲状腺がん患者には、全摘術後のアブレーション（残存甲状腺組織の除去）が外来治療で行われるようになり、普及しつつある。

　この治療を受ける患者は、腫瘍へ効率的に放射性ヨウ素を取り込ませ治療効果を高めるために、治療準備段階からヨード制限を行うことが必要となる。また、治療期間中から治療後の生活における注意すべきことが遵守できなければ治療の対象とならない。そのため、看護師は患者が治療に伴う制限を生活に取り込んでいけるように指導を行いながら、周囲への被ばくを過剰に心配することないよう心理・社会面へのサポートを行うことが重要となる。

② 治療室の環境

　放射線治療病室は、一般病室とは独立した排気・排水設備を備えた施設であり、天井、床、壁、窓なども遮蔽されている。患者は、ヨウ素カプセル内服後、体液（尿、糞便、血液、汗、吐物など）にRIが含まれるため、この放射線治療病室に入室し退出基準（投与量または体内残留放射能500 MBq、患者の体表面から1 mの点における1 cm線量当量比　30 μSv/hr）を満たすまで一定期間過ごすことになる。

③ 治療前の看護—確認しておく事項と看護支援

　治療中は、患者自身で検温や血圧測定など基本的な体調管理と日常生活の管理を行う。患者の日常生活動作（ADL：activities of daily living）や認知機能を確認し、治療を遂行するセルフケア能力を有しているかをアセスメントする。セルフケア能力が低下している場合は、医師に報告する。

　治療中は患者自身が微量の放射線を放出しているため、看護師の放射線治療病室への入室を極力控える必要がある。そのため、事前に入院生活の制約や入院時に持ち込む物品の制約について理解しているかを確認する。理解が乏しい場合は補足説明を行い、不安や疑問なく入院生活が送れるように支援する。

　対象が小児の場合は、事前に管理病室で入院生活を練習してから治療を行うなど、プレパレーションが有効である。

　妊娠中・妊娠の可能性がある、または授乳中の女性は治療を受けることができないため、治療前に妊娠中または授乳中であるか否かを確認する。

　体調不良や治療をやめたい時には、放射性ヨウ素の発注にも影響するため、早めに医療者へ申し出ること、窓口や対応可能時間を説明する。

①治療前の前処置

　腫瘍へより効率良く放射性ヨウ素（^{131}I）を取り込ませて治療効果を高めるために、治療2週間前から退院までヨード制限（昆布、海苔、寒天などの海藻類、貝類、魚類の臓物などの除去）し、ヨウ素を含む医薬品の使用や甲状腺ホルモン剤を中止する必要がある。治療前の前処置を**表2**に示す。

②入院に必要な物品を揃える際の注意事項

　できるだけ使い捨ての物で代用する（下着、箸やコップ、歯ブラシ、櫛など）。

　治療中は病室外へ出ることができないため、必要なもの（飲み物、間食など）は事前に準備する。

　携帯電話やパソコンなど、退院時に処分できない物は、ビニール袋で覆い、密封して放射線の汚染を最小限にとどめる。

表2 治療前の前処置

前処置	目的	要点
甲状腺ホルモン剤を休薬する	血中のTSHを上昇させる	・T4製剤（チラージンS®など）は4週間前から休薬する。 ・T3製剤（チロナミン®など）は2週間前から休薬する。 ・甲状腺ホルモン剤を一時的に休薬することで、甲状腺機能低下症状（易疲労感、食欲不振、便秘、悪寒、皮膚の乾燥、体重変動、うつ状態など）が出現する可能性があることを説明し、休薬が継続できるように支援する。
遺伝子組み換えヒトTSH（タイロゲン®）を投与する	血中のTSHを上昇させる	・甲状腺ホルモン剤の休薬は不要のため、甲状腺機能低下の副作用が少ない。 ・TSHの上昇期間はわずかであるためがん細胞の増殖を最小限にできる。 ・副作用症状：吐き気、頭痛、めまいなど軽微な症状のみで安全であることを説明する。
放射性ヨードをなくす	ヨード制限を行う	・治療2週間前からヨード制限食を摂取する。 　＜ヨードが含まれる食品＞ 　　海藻類、昆布加工品、昆布だし、風味調味料昆布だし、昆布エキス含有食品、ヨウ素強化卵 ・少なくとも1か月前からヨード造影剤（CTなどでよく用いられる）を使用しない。 ・イソジンガーグル、ヨードチンキなどのヨウ素含有薬品は使用しない。

④ 治療中の看護

①予測される有害事象

　放射線宿酔や消化管障害による悪心・嘔吐、耳下腺痛が出現することがある。悪心・嘔吐はヨード内服後4時間程度で出現し、24時間以内にピークとなる。そのため投与日から数日は、制吐剤や胃粘膜保護剤を用いて予防を図る。耳下腺痛は、唾液腺へのヨードの集積と停滞によって唾液腺炎を生じるため、唾液分泌の促進が予防に繋がる。この唾液腺障害は、ヨード投与回数を重ねるごとに増強する。

　がんの浸潤や手術時の損傷による反回神経麻痺のある患者では、甲状腺ホルモン剤を休薬による甲状腺機能低下から、喉頭浮腫となり、呼吸困難をきたすこともある。息苦しさなどの患者の訴えに注意し、両側反回神経麻痺の患者が治療を受ける際は、あらかじめ症状出現時に対応できるようにする。

看護のポイント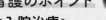

＜入院治療＞

・患者は放射線治療病室に入室し、医師、看護師が立ち会いのもと、十分な水とともにカプセルを内服する。その際、むせたり、吐き出したりしないようにゆっくり嚥下するように指導する。内服後は、確実に内服できたかを確認する。

・放射線治療病室は隔離された病室である。常に看護師が入室して患者の様子を確認することができないため、部屋にはナースコールだけではなくモニタ画像で患者の様子を観察できるようになっている。しかし、突然の体調の悪化で患者がナースコール

を押せなかったり、モニタの死角であったりする場合、看護師がすぐに対応できない事態となる。患者の体調・有害事象の症状を随時確認し、速やかに対応ができるように体制を整える。

・看護師の被ばくを最小限にするため、患者との接触は最小限にしながら、治療中の有害事象症状や全身状態の観察を行い、異常の早期発見に努め安全に治療が受けられるように支援する。また、ゆとりをもって接し、患者の不安を助長させないように配慮する。

・患者は実際に放射線治療病室に入室すると、事前のオリエンテーションでは理解していても孤独感や拘束感を感じることもある。備え付けの電話で家族との会話や、看護師と対話をすることが重要であり、患者に接しなくても行える精神的なサポートを行う。

・私物の洗濯物等、退院時に自宅に持ち帰る物品はビニール袋に入れる。退院時に放射線量を測定し退出基準を満たしていればそのまま持ち帰ることができる。満たしていない場合は、数日間減衰されるまで病棟で保管する。

<外来アブレーション>

・検査当日は予約時間に遅れないように来院することを説明する。交通渋滞などで遅れる場合には早めに連絡することも指導する。

・放射性ヨウ素カプセル内服後に悪心症状が出現することがあるため、エチケット袋を携帯するように説明する。また、症状があるときには、制吐剤を服用し症状の軽減を図る。

・内服直後1時間は、経過を観察するために院内（核医学待機室）で休息が必要となる。この間は食事ができないことをあらかじめ説明する。

・内服後の経過が問題なく帰宅する際は、他患者や医療者の被ばくを回避するために速やかに帰宅する。できるだけ公共機関を利用せず、3時間以内に帰宅するように説明し、家族の協力を得る。

・帰宅途中で嘔吐した場合は、自宅に持ち帰りトイレに流すように説明する。

・帰宅後、子どもや妊婦との接触する時間を最小限にすることを説明する。

5 治療後の看護

　放射性ヨウ素治療の場合は、1か月もすれば身体から消失するが、一定期間（約1〜3週間）は、人との接触や体液の取り扱いなど患者だけでなく家族も遵守する必要がある。そのため治療後の生活指導を十分に行う。また、「被ばく」という言葉でネガティブなイメージを抱いたり、不安を強く抱いたりすることも多い。そこで、看護師は患者・家族が安心して治療を受けられるように、正しい情報を説明し、治療後は自宅で安全に過ごせるように支援する。退院後（投与後）の日常生活における注意点を表3に示す。

表3　退院後（投与後）の日常生活における注意点

投与後の期間	対処行動
投与後 3 日間	・十分な水分を摂取する。 ・投与後のヨウ素シングラム撮影までヨード制限食を続ける。 ・子どもや妊婦との接触は避ける（1 週間位）。 ・排便後は直ちにトイレを 2 回水洗する。 ・一人で就寝する。 ・入浴は最後に入り、入浴後は直ちに浴槽などを洗浄する。 ・衣類の洗濯は他の家族と別にして洗う。 ・人が多く集まる場所への立ち入り、社会的な行動はしない。 ・仕事は 3 日間休む。 　（食事を準備する仕事、小児や妊婦と一緒にいる仕事は休職が必要となる場合 　があるため、担当医に確認する）
投与後 1 週間	・他の人と距離を開け、長時間過ごさないように努める。 ・子どもや妊婦と親密に接触すること（ぴったり寄り添う）、近くで長時間過 　ごすこと（添い寝など）は避ける。
投与後 4 か月	妊娠、授乳などは避け、男性においても避妊する。

6　心理・社会面の看護

　核医学治療を受ける患者は、治療効果に期待している反面、さまざまな不安を抱いている。患者が治療について正しく理解したうえで安心して治療が受けられるように支援する。

1）核医学治療への不安

　「具体的にはどうなるのだろう」という不安や、「薬を飲んで焼いてしまうと、甲状腺がすべて壊れてしまうのでは」などの治療への恐怖、「髪の毛が抜けるのではないか」などのボディイメージの変化への思いを抱く患者も多い。医師から治療に関する説明を聞いているときの患者は緊張している状態で、1 回の説明では十分に理解できないことに配慮し、治療の補足説明や安全性を説明し不安の軽減を図る。

2）放射線治療病室に入室することへの不安

　患者の多くは隔離生活を経験したことがなく、制限のなかでこれまでと同じように日常生活が送れないことへのストレスや有害事象の症状があることの不安など、さまざまな思いを抱いていることが多い。患者のストレスや不安が最小限になるよう支援を行う。治療前の準備段階から治療後の生活で注意すべきことがイメージできるように説明することや、自分で治療に伴う制限を生活に取り込んでいけるように指導する。また、周囲への被ばくを過剰に心配することがないように、必要以上に生活を狭める必要がないことを説明する。

3）疾患に対する不安

　病状の受け入れができておらず、治療への不安が増大することもある。医師の説明内容を患者と一緒に振り返り、具体的に不安思っている内容を明らかにしながら、患者の理解度に合わせた対応を行う。

4）治療後の日常生活への支援

　周囲への被ばくを過剰に心配することがないように、必要以上に生活を狭める必要がないことを説明する。

　交通事故や医学的な緊急事態に陥った際は、患者カードを提示する必要性があるため、治療カードを3か月は携帯することを患者、家族に指導する必要がある。また女性は1年、男性は半年間の避妊が必要になることも説明する。

7　小児・AYA 世代の特性と看護

　入院期間は親と離れて生活することになる。これまで日常生活全般の事や嘔吐物の処理など、自分で行ってきた患児は少なく、入院中は自分で行うことになる。患児が十分に治療や有害事象とその対処、日常生活の注意事項を受け入れることが治療の遂行を左右する。治療のオリエンテーションは、患児と親に行い、事前のコミュニケーションを図ることが治療を完遂するポイントとなる。患児・親が入院生活をイメージできるように治療前から関わり、実際に入院する放射線病室の見学を行う。必要時には、実際に入院生活を過ごしてみることも対応のひとつである。また、入院前から入院後に同じ看護師が関わることで、入院中の患児の安心にもつながる。治療中には、患児の観察とともに、配膳時やナースコールを活用し十分な声掛けを行いながら安心して放射線病室での入院生活、内用療法が受けられるように支援する。

8　高齢者の特性と看護

　高齢者では、環境の変化でせん妄を起こすことがある。放射性ヨウ素治療は閉鎖的な病室での入院生活を余儀なくされるため、せん妄リスクは高い。注意力の低下や不穏は事故に繋がる可能性があるため、言動を注意深く観察し異常を早期に発見する。身体機能の低下や視覚・聴覚などの感覚機能、認知機能が低下している高齢者にとって、前処置や検査後の排泄方法など指示された通りに行うことが難しいこともある。治療前のオリエンテーションで日常生活での過ごし方やADL、理解力を把握し、入院生活が過ごせるかをアセスメントする。また、排泄時の行動など、1度説明しても忘れてしまいがちになることも予想されるため、処理方法を掲示する、入院時には一度実際にシミュレーションを行い、入院生活が安全に過ごせるように支援する。

9　病棟・外来連携

　治療前オリエンテーションはパンフレットやクリティカルパスを用いて説明を行い、治療に関わるスタッフが説明した内容を把握し統一した対応ができるようにする。その際に患者の個別性に合わせて検討した内容は、看護記録に残し、治療前から治療中および治療後の治療過程で継続的な看護支援を行う。

10　放射線防護

1）外部被ばくの低減三原則

　放射線から身を守るための方法として、外部被ばくの低減三原則（**表4**）がある。この3つをうまく組み合わせて防護を行うのがポイントとなる。

表4　外部被ばくの低減三原則

遮蔽	放射線源と自分との間に遮蔽物を置くことで放射線から身を守る。
時間	放射線を扱う時間を減らす。時間が半分になれば、被ばく線量も半分になる。
距離	放射線源から離れる、距離の二乗に反比例して放射線の影響が小さくなる。 例）2倍離れると被ばく量は 1/4、3倍離れると被ばく量は 1/9 になる。

看護のポイント

β 線のみを放出する核種（^{89}Sr、^{90}Y）による RI 内用療法では、投与後の数日間は体液（血液、尿、便、唾液、汗など）に RI が含まれる。

＜外来患者＞

一定期間（通常3日が目安）は体液（血液、尿、便、唾液、嘔吐物）などに含まれる ^{131}I が家族や一般公衆に触れないように注意を促す。

＜入院患者（放射線治療病室）＞

看護師の滞在時間を最小限にするために、患者の理解と自覚を十分に得られるような事前オリエンテーションが重要となる。外部被ばくの低減三原則を同時に行うことが望ましいが、距離を取れない場合でも手短に対応するなど、その時に合ったベストな方法を考えて対応する。

第5章　核医学における放射線の利用と防護

参考文献

1　核医学検査
4　核医学治療の概要
　1）岡沢秀彦・他．放射性医薬品副作用事例調査報告第42報（2019年度第45回調査）．核医学．58: 1-11, 2021.
　2）量子科学技術研究開発機構．放射線被ばくの早見図 Ver.160401.
　3）https://www.nirs.qst.go.jp/data/pdf/hayamizu/j/20160401.pdf
　4）Stanley J. Goldsmith. Radioimmunotherapy of Lymphoma: Bexxar and Zevalin. Seminars in Nuclear Medicine. 40（2）: 122-135, 2010.

2　核医学検査を受ける患者への看護
3　部位別での看護
5　核医学治療の特徴と看護師の役割
　1）池田　恢・編．新体系看護学全書別巻3　放射線診療と看護．メヂカルフレンド社, 2008.
　2）坂井修二, 唐澤久美子・編．見てできる臨床ケア図鑑　画像診断・放射線治療ビジュアルナーシング．学研メディカル秀潤社, 2019.
　3）大学等放射線施設協議会・監．医療関係者のための放射線安全利用マニュアル　放射線安全管理のプロが語る60章．丸善出版, 2019.
　4）利波紀久, 中嶋健一・編．アイソトープ診療ハンドブック．エルゼビア・ジャパン, 2006.

5）横野重樹，高橋正明・他編．超実践マニュアル RI．医療科学社，2006．

6）環境省．外部被ばくの低減三原則．

　　https://www.env.go.jp/chemi/rhm/h29kisoshiryo/h29kiso-04-03-01.html

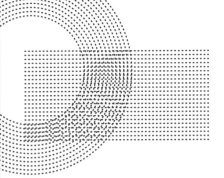

第6章
放射線治療における放射線の利用と防護

1 放射線治療の基礎

1 がんの治療法（三大標準治療法）と放射線治療の特徴

　1980年以降、がんはわが国の死亡原因の第1位を占めている[1]。がん死亡率、罹患率とも増加し続けており、人口の高齢化が主な原因である。がん治療法の三本柱として、手術療法、化学療法（薬物療法）、放射線療法がある。がん治療では、それぞれを単独で行うだけではなく、がん細胞の性質や進展度を考慮に入れながら、それぞれを組み合わせる集学的治療によって治療成績の向上が期待できる。手術療法との併用では、病巣を縮小させた後に外科的切除を行う術前照射や、手術による腫瘍の切除後に残存する病巣に対して放射線を用いて根治または再発率を低下させる目的で行う術後照射がある。また、外照射では制御できない腫瘍に対して、外科的手術中に開腹した状態で、高エネルギー電子線を用いて一回大線量（約20～30 Gy）を照射する術中照射（開創照射）がある。放射線療法と化学療法を併用する化学放射線療法は、放射線と薬剤（抗がん剤）の相互効果により局所制御率を上げ、また微小遠隔転移の制御も期待できる。化学放射線療法は一般的には同時併用で行われ、頭頸部がん、肺がん、食道がん、子宮頸がん、膀胱がんでは積極的に臨床に用いられている。併用療法はがんに対する効果は高くなるが、副作用も放射線単独療法に比べて高くなるため、患者の負担も大きくなる。**表1**は欧米諸国を含める放射線治療の割合を示す[2]。国内においては、がん患者の約25％が初回治療として放射線治療を受けるにとどまっているが、高齢化を迎える国内においては、放射線治療は今後増加するものと思われる。

表1　初回治療として放射線治療を実施する割合

国	放射線治療の割合（％）
米国	66
ドイツ	60
英国	56
日本	25

　放射線治療の特徴を以下に示す。
①局所療法
②臓器の機能や形態が温存できる
③高齢者に対しても根治的治療が可能
④他の治療法との併用が可能
⑤低侵襲性

　放射線治療は手術と同様に局所療法である。また全身に広がる傾向のある疾患に関しては化学療法との併用が可能である。高齢者に対して手術療法や化学療法が困難な場合においても、放射線治療が適応となるケースも多く根治的治療も期待できる。放射線療法は患部を切除しない臓器温存治療であるため、機能と形態を温存できる。これは手術療法と比較した場合の放射線治療の最大の長所である。また、人体に対して侵襲性が小さいため、高齢者や基礎疾患を有する患者に対して治療は可能であり、多くの患者は外来通院が可能である。

② 放射線治療に用いられる放射線と放射線治療の原理

　放射線とは空間や物質を通じてエネルギーを与える能力（電離、励起）をもつ高エネルギーの電磁波または粒子であり、電離放射線ともいう。電磁波はX線やγ線、粒子はα線（ヘリウム原子核）やβ線（電子線）、陽子線、重粒子線、中性子線などがあり、放射線治療にも用いられている。放射線の分類と主な発生源を**図1**に示す。

図1　放射線の分類と主な発生源

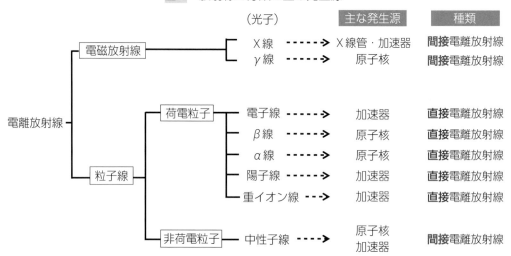

　物質との相互作用の観点から、放射線を分類すると直接電離放射線、間接電離放射線の2種類にわけることができる。物質に入射する電離放射線（α線、β線（電子線）、陽子線、重粒子線）は、直接原子の軌道電子を電離することができ、これらを直接電離放射線という。一方、電荷をもたない電離放射線（X線、γ線、中性子線）は、物質と直接電磁相互作用しないので、相互作用により発生する電荷をもった二次粒子（電子や核子）によって電離作用を起こす。このような放射線を間接電離放射線という。

　放射線治療は悪性腫瘍に電離放射線を照射することで悪性細胞を死滅させて増殖を抑える治療である。熱量としてはほんのわずかなエネルギーの放射線が悪性腫瘍に大きなダメージを与える標的は、細胞の染色体を構成するDNAである。放射線が細胞に当たるとDNAがイオン化（電離作用）する。または、水分子のイオン化によって発生したOHラジカル（OH・）やHラジカル（H・）などフリーラジカル（遊離基）がDNAと化学反応を起こし、DNAは損傷を受ける。切断されたDNAの断片は修復されれば元に戻るが、修復できない場合は、細胞死、つまり腫瘍の縮小、消失となっていく（**図2**）。これは照射される悪性腫瘍に隣接する正常組織の有害反応にいえることで、放射線治療においては投与線量（1回線量と合計線量）、照射期間の組み合わせが治療効果を高める重要なポイントとなる。

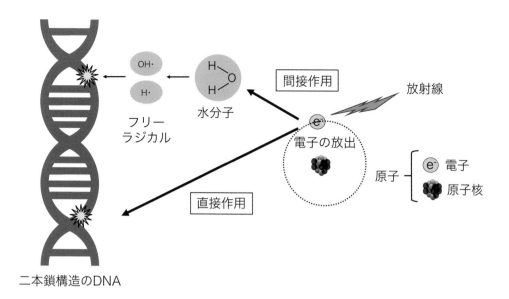

図2 電離放射線の DNA に対する直接作用と間接作用の機序

③ 放射線治療の適応と選択（治療可能比含む）

　放射線治療の適応や治療方針の決定を判断するには、さまざまな観点から総合的に判断しなければならない。治療方針の決定には以下の項目があげられる。

◆ TNM 分類などにおける Stage 分類
◆病理組織診断（組織型、分化度）
◆解剖学的部位
◆患者の全身状態（performance status）
◆合併症
◆既往歴
◆年齢
◆患者の性別、意志

　放射線治療の適応では、局所効果の検討が必要となる。放射線治療の実施において、放射線治療の妥当性を判断するための指標として、治療可能比（TR：therapeutic ratio）がある。治療可能比は、周囲の正常組織の耐容線量を腫瘍の治癒線量（致死線量）で割ったもので、1以上で適応となる。放射線治療によって障害を可能な限り少なくして腫瘍を治癒できるかの指標となる。

$$治療可能比（TR）= \frac{正常組織の耐容線量}{腫瘍組織の致死線量}$$

　正常組織耐容線量（TTD：tissue tolerance dose）は、照射を受けた患者の5％に障害が発生する線量であり、組織（臓器）の種類、照射範囲、併用療法などが関係因子となる。腫瘍致死線量（TLD：tumor lethal dose）は腫瘍細胞の90％を致死させる線量であり、腫瘍の組織型や大きさに

よって致死線量は変わってくる（詳細は、本項⑤2）局所制御率（TCP）／正常組織有害事象発生率（NTCP）」を参照）。

放射線治療の目的は、①治癒（根治）を目指す根治的照射（準根治照射）、②手術後の再発や事前に転移再発を低下させるなどの目的で行う予防的照射、③根治は期待できないが症状を緩和して患者の QOL を回復・維持させるための緩和的照射（姑息照射、対症的照射）の3つに大別される。

根治的照射（準根治照射）は病巣の治癒を目的とする。1回線量は1.8〜2 Gy、週5回で行い、期間は6〜7週で総線量60〜70 Gy の照射を行うのが一般的である。準根治照射は、根治を目指すが、腫瘍の局所制御に対して周囲の正常組織の耐容線量を超える可能性がある場合などにおいて、化学療法などと併用し根治的治療を目指す。予防的照射は、再発や転移リスクの高い部位に対して行う。代表的なものとして乳房温存手術後の放射線治療や小細胞肺がんに対する予防的全脳照射などがある。緩和的照射では除痛効果や止血、狭窄改善などを目的とするが、延命効果を期待して行われる場合もある。神経圧迫症状（転移性脊椎腫瘍による脊髄圧迫）に対する緊急照射も含まれる。

④ 急性期有害事象と晩期有害事象

放射線治療に伴う有害事象は放射線照射から効果が現れるまでの時間経過によって二分される。照射期間中から照射後3か月までに出現する急性期有害事象と照射後3か月以降から数年に出現する晩期有害事象に分けられる。急性期有害事象は、一般的に線量が増加するとともに症状は増強し、通常の分割照射では照射開始から2〜4週間で現れる。粘膜、皮膚、腸管、骨髄など増殖が盛んな臓器で生じるが、時間の経過や適切なケアにより多くは治癒する。

晩期有害事象は、1回線量の大きさや総線量、各臓器の照射体積に影響され、発症後の多くは不可逆的であり回復は難しい。したがって、根治治療を目指す症例では正常組織の耐容線量を超えないように注意しながら、腫瘍に対して致死線量を投与できる治療計画を立てる必要がある。代表的な臓器の有害事象を**表2**に示す[3]。その他の有害事象として放射線による発がんがある。放射線による発がん（二次がん）は確率的影響であり、一般的には多くのがんは放射線治療後数十年を要することもある。小児や若年者では誘発リスクが高いとされており、長期生存によって発がんの可能性が高くなるので、特に注意が必要である。

表2　代表的な臓器の有害事象

臓器	急性期有害事象	晩期有害事象
皮膚	発赤、紅斑、乾性皮膚炎、湿性皮膚炎、脱毛	色素沈着、色素脱出、毛細血管拡張、皮膚萎縮、後期難治性潰瘍、瘢痕、永久脱毛、皮膚乾燥感
粘膜	発赤、充血、紅斑、浮腫、びらん、出欠、白苔、潰瘍、口腔内乾燥感、味覚障害、耳閉感	線維化、瘢痕、潰瘍、口腔内乾燥感、味覚異常、慢性中耳炎、難聴
肺	放射線肺臓炎（咳嗽、発熱、呼吸困難）	肺線維症、気管狭窄
消化管	悪心、嘔吐、食欲不振、下痢、腹痛、嚥下痛、嚥下困難、食道炎、穿孔、潰瘍	排便異常、出血、疼痛、潰瘍、穿孔、線維性狭窄、腸閉塞、直腸膀胱腟瘻

5 放射線によるがん治療のしくみ

　放射線が人体や細胞に与える影響は、放射線生物学的に示されている。では、なぜ放射線でがん治療（がん細胞のみ死滅すること）が可能なのか放射線生物学、放射線腫瘍学、放射線防護の観点から説明する。

1）放射性感受性

　臓器（細胞）の放射性感受性は第3章で述べている通り異なる。また、その臓器から発生したがん細胞も原発臓器と似た放射性感受性をもつ。臓器（細胞）放射性感受性は、「細胞分裂の頻度が高い組織ほど」「将来行う細胞分裂の数が多い組織ほど」「形態・機能が未分化（未熟）な細胞ほど」放射性感受性が高い。例えば、細胞分裂が盛んな血液や骨髄などの造血器、消化管粘膜などの組織は放射線感受性が高い。一方で、分化が終了している筋肉組織や神経組織は、放射線感受性が低い（表3）。がん細胞に着目した場合、この感受性の違いによって局所制御に必要な処方線量が異なる。しかし、実際には治療対象臓器とその周囲の正常臓器の放射性感受性（正常組織は耐容線量）が治療の効果に影響を及ぼすため、放射線治療の可否の判断基準になる。

表3　正常組織と腫瘍細胞の放射性感受性

感受性 （効果や障害が生じる線量）	正常組織	腫瘍
高感受性 （20 ～ 45 Gy）	リンパ組織、骨髄、精巣、卵巣、腸管上皮	悪性リンパ腫、未分化がん、胚芽腫、髄芽腫、ウィルムス腫など
中等度感受性 （45 ～ 70 Gy）	結合組織、成長軟骨、食道・胃上皮	扁平上皮がん、基底細胞がん、乳がん、肺がん　他
低感受性 （70 Gy 以上）	骨、軟骨、肺、腎、肝、膵、神経、筋肉	腺がん、線維肉腫、骨肉腫、黒色腫

2）局所制御率（TCP）／正常組織有害事象発生率（NTCP）

　放射線治療可否の判断基準のパラメータは、図3に示す投与線量と腫瘍への治療効果を表す局所制御率（TCP：tumor control probability）と、正常組織有害事象発生率（NTCP：normal tissue complication probability）および本章で述べている治療可能比（TR）などから判断する。通常、放射線治療では正常組織の障害発生率を5%以下にすることが望ましく、TCPとNTCP曲線を離すことで、正常組織の有害事象の発生を減らし局所制御を高めることができる。そのためには、手術、化学療法等の併用を行い、腫瘍と正常組織の物理的距離の確保や腫瘍サイズが減少することで、理論的に両曲線が離れる。さらに、IMRTなどの高精度放射線治療技術を用いて1回線量を増加してTCPを向上し、かつ正常組織の線量を低減してNTCPを下げるよう工夫している。

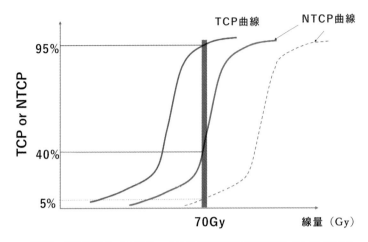

図 3　所制御率（TCP）／正常組織有害事象発生率（NTCP）

腫瘍の TCP 曲線と正常組織 NTCP の一例。腫瘍の局所制御を 95%得るために、70 Gy 照射した場合、実線の正常組織障害発生率（NTCP）が 40%である可能性を表し、破線の NTCP は 5%であることを表す。

3）分割照射による細胞の回復

　1 回照射と 1 回照射と同じ線量を分割して照射した場合、細胞致死効果が異なり、分割照射した場合は 1 回照射の時よりも生存率が高くなる。この現象を亜致死損傷からの回復と呼んでいる。正常細胞はがん細胞よりも亜致死損傷からの回復が早く、分割回数が増えるほどこの回復の差が大きくなる。この回復の差を利用して正常組織の機能を温存しながら、がん細胞を死滅させることが可能である（**図 4**）。放射線治療における分割照射により腫瘍と正常組織との放射線ダメージからの回復の差を利用する。

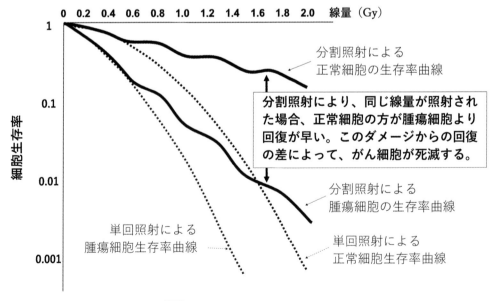

図 4　分割照射による細胞の回復

6　小児がんの放射線治療の基礎

1）小児がん

　小児がんとは一般に 0 歳から 14 歳のがんを指し、白血病が最も多く 30% 以上を占めている。次いで脳腫瘍（星細胞腫、退形成性星細胞腫、上衣腫、芽腫、胚腫、頭蓋咽頭腫）となっている。そのほか、神経芽腫、胚細胞性腫瘍、腎芽腫（ウィルムス腫瘍）、骨軟部腫瘍（横紋筋肉腫、ユーイング肉腫）、網膜芽腫、肝芽腫などがあり罹患率の高いがん種の順位を**表 4** に示す[9]。

　小児がんの治療方法は、手術、化学療法、放射線療法を組み合わせて治癒率向上がなされてきた。白血病以外の小児がんに対する放射線療法は、局所に対する照射を行う。白血病の治療方法は小児に限らず化学療法が基本であるが、白血病に放射線療法を用いる目的は骨髄移植（造血幹細胞移植）の前処置として全身照射が行われる場合がある。

表 4　小児がんの罹患率が高いがん種の順位（全がんに占める割合）

	1 位	2 位	3 位	4 位	5 位
0 ～ 14 歳（小児）	白血病 38%	脳腫瘍 16%	リンパ腫 9%	胚細胞腫瘍・性腺腫瘍 8%	神経芽腫 7%

国際小児がん分類（international classification of childhood cancer）第 3 版

①治療に使用する放射線の種類

　一般的に X 線、電子線を用いることが多いが、近年では照射部位によっては正常臓器の障害や、二次発がんの発症リスクを低減するために、X 線を用いた IMRT やさらに低線量域が少ない陽子線も用いられるようになってきた。

②放射線療法における合併症

　小児がんに対する放射線療法は、照射した局所の成長障害（筋肉骨格系）や機能障害（腎臓、心臓、妊娠）および、二次発がんに留意する必要がある。

　中枢神経（脳腫瘍）に対する照射においては、認知障害・知能低下・学習障害がある。最近は線量の減量とともにその発生頻度は減ってきているが、特に活発な中枢神経の発達段階にある 3 歳以下の症例で顕著である。また、視床下部下垂体の障害により、内分泌障害（成長ホルモン分泌不全）が生じる。照射時、思春期前であった症例に低身長が顕著に生じる。全頭蓋照射 20 Gy 程度の低線量でも成人後、体重増加（肥満）およびメタボリックシンドロームをきたすことが報告されている。これも視床下部下垂体障害による成長ホルモン分泌低下が一因と考えられている。思春期早発症は全頭蓋照射 18 ～ 20 Gy 照射後の症例に生じ女児に多い[10]。

③小児の放射線療法時の注意点

　放射線照射時には、業務従事者や保護者への被ばくの観点から放射線線治療室に患者（児）が一人にならざるを得ない状況になる。その状況下では、大きな装置を目の前にする不安などから治療室では児の静止状態の維持や安静を保つことが難しい場合が生じるが、安静保持のための鎮静も負担が大きい。児への安心感と安全面の配慮から、治療前には治療室の見学、実際の治療風景の見学、児が実際に行うステップを人形などを用い再現して説明し（**図 5**）、事前に治療環境に慣れてもらうことが大切である。治療寝台の高さは照射時には床から 100 cm 以上になるため、児の突発的な体動（行動）により寝台から転落しないような工夫が必要である。

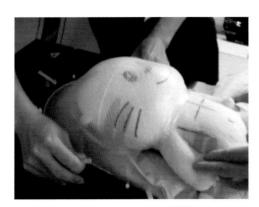
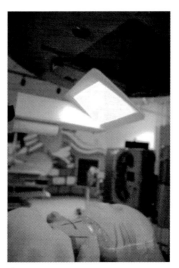

図5　治療環境の工夫
人形を用いて固定具作成（左）、照射の様子や照射中 DVD でアニメを観る様子（右）を再
現している。

④治療環境の工夫

　照射時には照射部位へ位置精度に影響のないように、児の興味のある音楽を流したりアニメな
どが観られる環境を整えるなどの工夫をして、緊張や恐怖心をなくすことが大切である（**図6**）。
また、患者固有の固定具にペイントして好きなキャラクターを描くなども、児の治療に対するやる
気を引き出す工夫として有効である（**図7**）。（**図6**、**図7** 大阪母子医療センター提供）

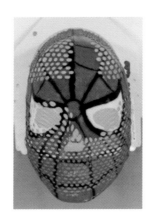

図6　治療環境の工夫
患者（児）の頭（頸）部用固定具を好きな
キャラクターで装飾

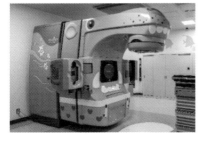
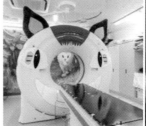
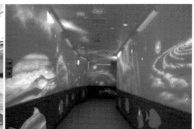

図7　治療環境の工夫
治療装置（左）やシミュレーション CT 装置（中）、治療室への通路（右）を動物などに見
立てた装飾により、恐怖心を軽減している。

　小児がんに対する放射線療法の具体例において、ここでは代表的な疾患である横紋筋肉腫（骨軟部腫瘍）と腎芽腫（ウィルムス腫瘍）について述べる。

⑤横紋筋肉腫に対する放射線療法

　横紋筋肉腫は骨軟部腫瘍の一種で、全身のあらゆる軟部組織から発生する悪性腫瘍であり軟部悪性腫瘍としては、小児で最も多い。頻度として高いのは頭頸部、眼窩（目の奥）、頭蓋底（図8）、泌尿生殖器（膀胱、腟、前立腺、精巣）、四肢（手足）であり、外科療法、化学療法、放射線療法の組み合わせが標準治療である。骨軟部腫瘍のなかでは比較的放射線感受性が高いため、胎児型のgroupⅠ症例を除いて、全症例に放射線治療が適応される。また、外科的全摘出術により機能的、整容面的に著しく損なわれる場合に有効である。

合併症：照射した局所の成長障害（筋肉骨格系）や機能障害（腎臓、心臓、妊娠）および、二次発
　　　　がん（詳細はウィルムス腫瘍に対する放射線療法の合併症を参照）

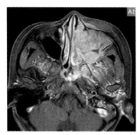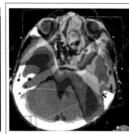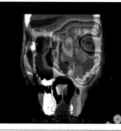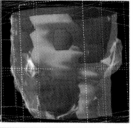

図8　副鼻腔内から頸部に再発した横紋筋肉腫 17 歳男性（初発 15 歳）。
（左）MRI 画像、（右枠）IMRT により眼球、口腔、脳などの正常組織の線量を低減し、有害事象を発生させないようにしている治療計画画像

⑥腎芽腫（ウィルムス腫瘍）に対する放射線療法

　ウィルムス腫瘍とは、広義には小児腎腫瘍の総称で、狭義には腎芽腫とその亜型をいう。放射線治療は術後照射が基本である。術前 CT/MRI による画像所見を参照して、腫瘍と患側腎、さらに椎体骨全体を含めた範囲を照射する（図9）。これは、椎体骨が不均等に照射されると脊体骨の成長に不均衡が生じて患児の成長に伴って側彎などの成長障害が発生すことを防ぐためである。照射のタイミングは、照射開始は可能な限り化学療法開始とほぼ同時に開始する。手術 2 〜 4 週以内に可及的早期に照射開始する。

合併症：

①筋肉骨格系の成長障害（側彎症と筋骨格系の発達異常）

　現在では、高エネルギーX 線を用いて低線量の照射が行われるようになったこと、椎体骨全体を照射野に含めることが推奨されていること等から発生頻度は低下している。

②腎障害

　片側腎摘出を行った場合は、健側腎が代償性に機能することが知られている。放射線治療施行例では、照射線量依存性に腎機能が低下する。

③心障害

　心障害は、ドキソルビシン使用と全肺照射に関連して発症することがある。

④妊娠への影響

　女性の出産への影響では、腹部照射を受けた女性に低体重児や未熟児あるいは先天異常の発生が多い傾向がある。腹部照射で骨盤が照射野内に含まれない場合には妊孕性が保たれる可能

　性が高いが、高線量の腹部骨盤照射例では、流産や胎児死亡の発生率が高い。

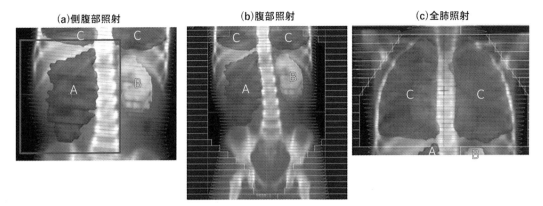

図9　腎芽腫（ウィルムス腫瘍）に対する照射範囲（A：腫瘍＋患側腎、B：正常腎、C：肺）
脊椎骨が不均等に照射されると骨の成長が不均等になり側弯が生じるため、脊椎骨全体を
照射野に含める。(a) 局所病期に対する照射範囲、(b) 腹膜破裂や播種例に対する全腹部照
射範囲、(c) 多発性肺転移に対する全肺照射。（日本放射線腫瘍学会治療計画ガイドライン
2020 年版から引用）

2 放射線治療を受ける患者の看護

1 がん放射線療法における看護師の役割

放射線治療においては、①標的（腫瘍）へは十分な線量を照射する一方で、有害事象を最小限に留めるために正常臓器には可能な限り線量を低減して、毎回同じ範囲に再現性良く照射すること、②治療期間の延長によって治療効果が低下する可能性があるため、有害事象等によって治療期間が延長することのないよう支援することの2つが重要である。

放射線療法は、照射技術の進歩や比較的侵襲性が低いことなどを理由に適応が増えている。その適応は広く、患者の年齢もさまざまであり、目的も根治・緩和・予防など患者によって異なる。また、治療に対する意思決定や治療に伴うさまざまな苦痛は、どの病期においても生じる問題といえる。

1）がん放射線療法の特徴

①身体的特徴

放射線療法は、治療目的によって処方線量が計画され、出現する可能性のある有害事象の種類や時期をある程度予測しやすいが、患者の個人的要因によって症状出現の時期や症状が継続する期間が異なってくる。患者は目に見える皮膚症状などの局所症状や全身倦怠感などの全身症状として有害事象を体感し、症状によっては日常生活上の困難をもたらす機能障害を抱える可能性もあり、QOLの低下をきたすことがある。また、放射線療法そのものはほかの治療と比べて低侵襲で身体的負担が少ないが、手術療法後の補助療法として、あるいは化学療法と併用して施行されることも多いため、患者が抱える身体的苦痛はさまざまである。治療面と患者面から、さらに併用療法についても情報を収集し、アセスメントし、症状予測のもと支援を行う必要がある。

②心理的特徴

わが国が被ばく国であることを背景に、一般に、「放射線」は患者に対して否定的な印象を与えやすい言葉であると考えられる。放射線そのものへの漠然とした不安を抱える患者・家族もいるだろう。また、治療に関わる機器や場所なども、初めて放射線療法を受ける患者にとっては未知の脅威と受け取られかねず、不安をもたらしやすいだろう。その一方で、標的となる腫瘍をX線写真などで視覚的にとらえやすく、治療回数が設定されることで患者自身が治療を続けていく原動力を得やすいと考えられる。

患者が放射線治療に対して正しい知識を得て、治療に前向きに取り組めるように支援する必要がある。

③社会的特徴

放射線療法は多くの場合、外来通院での治療となり、治療は分割照射で行われることが多く、治療期間は1か月以上かかることも多い。患者は日々の社会生活を維持しながら治療を継続できる環境にある一方で、患者や家族はこれまで担ってきた社会的役割を遂行できるのかという不安や、経済的負担に関する不安などを抱えやすい状況にある。

これらは、ともに生活している家族にも影響をもたらし、場合によっては対処を求められるため、看護師は家族へのケアも行う必要がある。

2) がん放射線療法の目的

①根治的照射

　放射線治療は疾患によって手術と同等かそれ以上の効果が認められ、臓器や機能温存を目的に根治を目的とした標準治療として選択されるようになっている。根治照射として治療される場合には、腫瘍細胞へ十分な線量の治療が計画される。しかし、その分正常細胞へも少なくない線量が照射されると、障害が起こる可能性がある。急性期有害事象をコントロールし、治療期間を延長することなく治療を完遂することが必要である。看護師には、患者のセルフケア能力を維持・向上し、患者の力に合わせた支援が求められる。また、患者は晩期有害事象のリスクを抱えて生きることになるため、治療終了後の支援も重要となる。晩期有害事象のリスクがあること、対処方法について支援が必要である。

②予防的照射

　乳がん温存術後には局所再発や乳がんによる死亡を予防する目的の全乳房照射や、限局期の小細胞肺がんに対する予防的全脳照射、リンパ腫でも薬物療法で効果のあった症例に局所再発や脳転移を予防する目的で放射線治療が行われることがある。

　予防的に治療をすることの意義について、患者に十分に説明し、理解と同意を得たうえでの治療ができるよう支援が必要である。

③緩和照射

　転移性骨腫瘍、転移性脳腫瘍、上大静脈症候群など、症状緩和目的で放射線治療が行われる。疼痛緩和や神経症状の緩和、命に関わる症状の緩和など、局所治療である放射線治療の果たす役割は大きい。しかし、症状出現から治療開始までを急ぐ必要がある場合や、転移の診断をされた場合など、患者の心理面へのケアも求められる。

3) チーム医療における看護師の役割

　放射線療法は、放射線腫瘍医、診療放射線技師、医学物理士、看護師、事務員など、多職種が関わるチーム医療で行われる。チーム医療とは、「医療に従事する多種多様な医療スタッフが、各々の高い専門性を前提に、目的と情報を共有し、業務を分担しつつも互いに連携・補完し合い、患者の状況に的確に対応した医療を提供すること」と一般的に理解されている[引用1]。放射線療法は高精度化が進み、各職種の役割も複雑化しており、各職種・スタッフ間での連携が重要となっている。チームメンバーのそれぞれが患者のためによりよい対応を心がけ、選択肢を提示し、必要な情報を伝え、患者の意思を尊重し、方向性を決定しようとすることが、患者中心の医療といわれている。

　チーム医療においては、それぞれの専門領域の役割を発揮するだけでなく、職種間のコミュニケーションをとることも重要である。放射線治療部門では、看護師は初診から治療準備、治療期間中、治療後の経過観察まで継続的に患者に関わっているため、チーム内でも患者の変化を把握しやすい職種であるといえる。患者は治療室へ行き、診療放射線技師や事務員が患者の変化に気づく。それを看護師へ伝えると、看護師は、患者の治療や患者自身から情報収集し、アセスメントを行う。アセスメントの結果、問題に対して、自身で対処できるか、医師の診察等が必要なのか判断する。そして看護師は、医師へ状況を伝え、診察予定を調整し、患者へ結果を伝える。このように、放射線治療部門のそれぞれの職種のコミュニケーションを介して連携が可能となる。患者の情報を多職種で共有し、統一した見解で医療や看護ケアが提供できることは、患者にとって質の高い治療環境である。放射線治療を受ける患者は、治療に関わる医療者が多いことで、誰に何を聞いていいのか

わからないと感じていることがある。しかし、逆に誰に何を聞いても適切な橋渡しをしてくれることがわかると、安心して治療を受けることができるだろう。患者が抱えている問題を、どの職種が最も解決してくれそうかをそれぞれの職種が判断して調整できることは、患者にとって大きな安心材料となる。

　また、がん患者は放射線療法だけでなく、化学療法・手術・緩和ケアなどを前後・並行して実施している。継続的に複数の診療科・病棟や各チームのスタッフが関わるため、他部門との連携も重要となる。看護師は、どの部署・どのチームにも存在するため、チーム間の連携において、コーディネーターとしての役割を果たすことができる。電子カルテは継続看護やチーム医療においても便利なツールだが、急ぎの連絡やチーム間での検討が必要な場合には、電話連絡や直接話し合いの場を設ける必要がある。その際、各部門に窓口となりうる看護師がいると、コンタクトがとりやすく、かつディスカッションもスムーズとなる。そのためには、日頃からそれぞれの部門の役割や立場を理解し合い、信頼関係を確立しておくことが望ましい。放射線治療は、実際の治療に他部門のスタッフが立ち会うことが少ないため、周囲に十分に理解されているとは言い難い。看護職内でも、放射線療法看護への理解・認識は乏しいといえる。患者がより効果的な放射線療法と、より質の高いがん治療を受けるためには、他部門からの理解・協力は欠かせない。そのために、放射線療法、放射線療法看護について啓発を行っていくことも、放射線療法に携わる看護師の役割であると考える。

　がん看護専門看護師や、がん放射線療法看護認定看護師が増えることで、放射線治療部門だけでなく、外来や病棟などへ活躍の場が広まり、放射線療法における看護の質的向上が期待できる。

4) セルフケア支援

　放射線療法においては、有害事象の出現とその程度をいかにしてコントロールするかが重要である。放射線治療は外来治療として実施される機会が増えている。さらに、放射線治療が終了して数週間は急性期有害事象が継続すること、晩期有害事象は数年が経過してから症状が出現することもある。このことから、患者自らが治療内容や治療経過を把握し、治療開始前から予測される有害事象を予防・低減するためのケアを行うこと、治療開始後は早期発見や対処を行うこと、治療終了後も生涯にわたって経過をみていく必要がある。

　看護師は、患者がセルフケアできるよう、治療が開始される前から治療が終了した後まで継続してセルフケア支援を行うことが重要である。治療開始前には、患者の放射線療法に関わる情報（治療目的、照射部位、照射線量、照射回数など）の把握とともに、日常生活における個人的対処方法やソーシャルサポートについて把握し、できることとできないことを見極め、患者のセルフケア能力を判断する必要がある。照射部位と範囲によって出現が予測される有害事象についてはその経過を伝え、患者のセルフケア能力に合わせ、予防的ケアについて説明・指導を行う。治療開始後には、症状に応じたケアを患者自身で実施できるよう、セルフケア能力と生活状況に合わせ、有害事象の程度に応じたケア方法を提示する。変化がみられる場合は速やかに看護師あるいは医師に相談することを促す必要がある。治療終了後には、数週間は有害事象のケアを継続する必要があることを説明し、セルフケアが継続できるように支援する。そして、出現する可能性のある晩期有害事象とその症状、出現時の対応について説明を行う。

　有害事象の出現によって治療継続の意欲が低下する可能性もあり、患者の治療継続の意欲を支持し、目標を共有できるような関わりをもつこともセルフケア支援には必要である。

2 心理社会面の看護

1）心理面

　放射線治療は根治照射から疼痛緩和や症状の原因となっている腫瘍の縮小などを目的とした緩和照射まであらゆるステージの患者が適応となる。

　放射線治療に関わる不安は、①被ばくに関する漠然とした不安、②治療の副作用（有害事象）に対する不安、③治療の後遺症に対する不安、④機械や治療室に対する不安、⑤治療中の隔離に対する不安、⑥医療過誤に関する不安、⑦病気が進行しているという懸念、⑧治療効果に関する不安があるといわれている。患者の誤った知識や誤解、治療を理解できていないことで生じる不安もあるため、患者・家族が治療に対してどのようなイメージや期待をもっているか、医師から説明された治療目的や効果・有害事象をどのように理解しているかを確認することがまず必要になる。そのうえで患者自身が治療を具体的にイメージすることができるよう対処法も合わせて説明していく。治療が進み有害事象が出現し始める時期や、有害事象が増強する時期は再び不安が増強しやすい。治療の完遂が近づくと治療が終わる安堵感を抱くとともに、有害事象による身体面の変化やそれに伴う生活習慣の変化などに心理状況が影響される。

　また継続し支援していくことを伝え、定期的なフォローアップをしていくことも大切である。治療室の環境による不安は、治療室での孤独感や機械の大きさによる圧迫感なども要因となっている。そのため、治療中放射線治療装置が体の周囲を移動するが、体には触れないことを説明するとともに、音楽を流すなど環境を整える。照射中は治療室内に1人となるが、モニタで見守っていることや何かあれば対応できることを伝え、呼び出しボタンを携帯することも有効である。頭部や頭頸部への放射線治療では、固定具を使用するため閉所恐怖症の患者は注意が必要であり、固定具作成前に患者への確認が必要である。閉所恐怖症の患者には、固定に支障がない範囲でシェルに穴を開ける工夫をしたり、必要に応じて安定剤の内服も検討する。

2）社会面

　放射線治療は外来通院または入院で治療が行われ、どちらの場合も社会生活への影響がある。外来通院の場合は5～30分程度の放射線治療を行うために、通常の分割照射では平日の5日間毎週通院する生活が数週間～2か月程度続く。そのため毎日の生活に治療を組み込むことができるよう、仕事や家庭でのスケジュールを自身で調整していく必要がある。入院の場合は、入院することによって今までの社会生活が中断される。休学や休職・退職、家族や友人と隔絶され、社会的な苦痛が生じる。放射線を受ける患者・家族はライフスタイルの変化、家庭内や社会での役割の変化、就労への影響により経済的な問題が生じる可能性がある。そのため治療選択の時点から、患者の置かれている状況を確認し、抱えている課題や今後予測される社会的問題をアセスメントし、患者・家族とともに対応を考える。

3 小児への看護

　小児がんは、成人のがんと違う組織型が多く、同じ組織型であっても、治療法や治療効果が成人と異なっている場合も多い。しかし、小児がんの多くは放射線感受性が高く、集学的治療の一環として非常に重要である。小児への放射線治療では、がんによる症状や治療による有害事象に対するケアを行うとともに、それぞれの発達段階に応じた個々のもつ力を十分引き出し、より良い状況となるために主体的に取り組めるよう支援していくことが大切である。

1）意思決定支援

　認知発達理論によると、子どもは2歳頃より見たり聞いたりしたことを心のなかでイメージしたり、言語化する能力が急速に発達する。7歳頃になると、自分が具体的に理解できる範囲のものに関しては理論的に思考できるようになる。また11歳を過ぎると出来事や状況の仮説を立て考えることができるようになる（**表1**）。医療行為を受ける前は、医療者から医療行為について説明を受け、説明内容について十分に納得したうえで同意するインフォームド・コンセントが行われる。インフォームド・コンセントの対象者には、説明を理解する能力、選択肢から選択する能力、決定する能力、決定に対して責任をとる能力が必要とされる。しかし、子どもはそれらの能力が未熟であり、インフォームド・コンセントが成り立つ条件を満たしているとはいえない。そのため、考える力をもつとされる7〜15歳未満の子どもに対してはインフォームド・アセントという考え方が採用されている。インフォームド・アセントでは、①子どもの発達に応じた適切な知ること・気づきを助ける、②検査や処置で何が起こるかを話す、③子どもが状況をどのように理解しているか把握し、また処置や治療を受け入れさせるために不適切な圧力など子どもに影響を与える因子を査定する、④最終的に子どもができる限り前向きにケアを受けたいという気持ちを引き出す。また、どのような状況においても決して子どもをだましてはいけないという4つの配慮が必要になるといわれている。

表1　発達段階と病気理解

年齢	0歳	1〜2歳	3歳〜6歳	7〜8歳	9〜10歳	11〜12歳	13〜18歳
発達段階	乳児期	幼児期前期	幼児期後期	学童期前期	学童期中期	学童期後期	思春期
病気の捉え方		病気の理解は困難	・病気＝罰と考え、病気になる直前の行動が原因と捉える。 ・がんなど目に見えないものは思考できない。 ・病気が伝染することはわかるようになる。	・健康に悪いことをすると、その影響で病気になることを理解する（手洗いをしなかったから風邪をひいたなど）。		・人ごみに行ったから風邪がうつったといった外的なものが身体の構造や機能を阻害すると考えることができる。病気になる過程を説明できる。 ・病気には精神的な要因があることを理解する。	

2）治療の再現性確保のための支援

　放射線治療では、位置合わせから照射終了まで一定時間動かず同一体位を保持していることが重要である。しかし、子どもは発達段階によるが、自身の力だけでは再現性を確保することが困難な場合がある。3歳以下の子どもや同一体位を保持することが難しい子どもの場合、鎮静をして放射線治療を行うことが検討される。しかし、鎮静をすることで生活リズムが崩れたり、使用する薬剤による副作用が生じる可能性がある。子どもの理解の程度によっては鎮静をせず安全に放射線治療を実施できる場合もあるため、鎮静の必要があるのか放射線治療部門や担当医、看護師、家族等多職種で検討していく必要がある。鎮静をせず放射線治療を実施する場合は、安全に治療を実施するために固定具の使用が重要となる。固定具は皮膚に密着するため、患児にとっては不快であり放射線治療への嫌悪感につながる場合がある。そのため、治療に支障をきたさない範囲で、固定具を好きなキャラクターにデコレーションするなど、固定具を装着することが楽しいと思える工夫をすることが大切となる。

第6章　放射線治療における放射線の利用と防護

3）プレパレーション

　プレパレーションは、検査や処置、治療など予期される出来事に対して不安や恐怖を最小限にし、子どもの気持ちを検査や処置、治療などへ主体的に導くことを目的とする心理的援助である。発達段階に応じた方法で説明をすることで、その子なりに状況を受け止め、納得し治療や処置を受けることができる。プレパレーションでは、少しでも心理的準備をして治療に臨むことができるよう、絵本やおもちゃ、DVD、メディカルトイなどの活用や、実際に治療室を見学し治療に使用する物品に触れる体験を通して、患児があらかじめ治療をイメージできるようにする。そして、発達段階や理解度に応じて治療の見通しや治療時どのように行動すればよいのかを説明し、治療の準備を促していく。治療を受ける患児の親にも心理的準備は必要である。治療によって予測される子どもの反応とその対応について説明をするとともに、親の気持ちに寄り添いながら心理的なサポートを行っていく。また、治療を進めるにあたり患児の精神的な支援などの役割を担ってもらうことも説明していく。

4）有害事象に対する支援

①急性期有害事象

　子どもは痛み刺激を疼痛として認知するのではなく、恐怖や不快として記憶しやすい。また子どもは発達段階によっては、症状を適切に他者へ伝えることが困難であるため、症状を訴えても過小評価されやすい。さらに、疼痛に対して過敏であり、疼痛が持続することでさらに過敏となる。そのため、疼痛に適切に対処できないと、恐怖として記憶しその後の関連する行動や認知に影響を与える可能性がある。まず、症状を把握するためにはその子の痛みの表現方法を注意深く観察する。また、保護者から疼痛の経過や部位、随伴症状について確認したうえで症状のアセスメントを行う。放射線治療の有害事象においては症状が出現する時期や程度を予測することができるため、その予測をもとに日々観察し、症状が出現し始めたら早期に対応していく。

②晩期有害事象

　小児がんは飛躍的に生存率が向上している。そのため、長期生存が見込める小児がん患者が増加し、晩期有害事象への対応が重要となっている。二次がんは、小児がん経験者の原病以外の死亡原因のなかで最も大きな割合を占めており、重大な問題である。がん治療においては、放射線治療・薬物療法・造血幹細胞移植が二次がんの要因といわれている。放射線治療に関連する二次がんは、照射された部位の固形腫瘍として発症することが多い。また低線量域の部位にも発症するため、小児がんの治療では線量集中性の良い陽子線を用いて低線量域を減らす工夫が実施されている。二次がんの発生を減らすための生活習慣指導として、喫煙や過度な飲酒といった発がんを促すような行動は避ける、規則正しい生活習慣を身につける、日焼けを避ける工夫、推奨されている一般的な成人がん検診は積極的に受けるよう説明していく。

　二次がんの他にも照射部位・照射線量・照射時の年齢によってさまざまな晩期有害事象が出現する。晩期有害事象に対処するためには、定期的な診察と検査を長期間継続するよう説明する。

④　高齢者への看護

　放射線療法は、化学療法や手術療法と比較して、侵襲性と有害事象が少なく、年齢のみによる制限はない。有害事象は原則的に照射した部位のみに現れ、治療技術の進歩により侵襲性が以前より低くなっており、他の治療が難しい症例であっても実施可能であることが多い。

一方で、高齢者におけるリスクの見積もりは難しい。年齢、併存症、併用薬物、全身状態、身体機能、栄養状態、認知機能、生活習慣などがリスク要因となる（**表2**）引用2)。正常組織の放射線耐容線量は、組織や臓器の加齢性変化により、年齢とともに低下していくと考えられている。しかし、その程度は個人差が大きく、年齢から一律には割り出すことができない。

表2 高齢者の放射線療法における有害事象の健常成人との差異

カテゴリー	内容
局所の急性症状 （治療部位により異なる）	粘膜炎が生じやすい（のどの違和感、味覚障害、治療部位の疼痛、食事のつかえ感、下痢、頻便、頻尿、排尿時痛など） 呼吸器合併症、低肺機能が多い：放射線肺炎のリスクが高い
全身症状	倦怠感、疲労感、食欲低下を生じやすい
検査所見	貧血、低栄養が成人より多いことのリスク
晩期有害事象	微小循環障害による症状：認知症（脳）、慢性胃炎や腸炎、直腸出血、膀胱出血が生じやすい

引用文献 2)、p83 より一部引用

1）高齢者の特徴

①身体

高齢者は、加齢に伴う生理機能をはじめとした全身の機能低下・予備能力の低下によって脆弱性が増強している状態、すなわちフレイルにより、有害事象や合併症の発生率が高く、さらに長期化・重症化しやすい傾向にある。高齢がん患者の約半数以上がこれらの状態にあるといわれている。

また、高齢がん患者では環境変化への適応性の低下から、せん妄の発症率も高い。せん妄の状態が遷延すれば、身体機能、認知機能の低下をきたしやすくなり、脆弱性の増強や治療の耐久性の低下、治療時間中の安静保持が難しくなれば治療の継続困難に陥るなどの悪循環にもつながる。

②心理

老年期は、活動的かつ生産的であった成人期を越え、身体的には少しずつ衰えて活動量が減少したり、病気になりやすくなることがある。また、身近な人との別れを体験し、死を意識することも増えると思われる。しかし、家庭や社会におけるさまざまな役割から解放され、これまでの人生で築いてきた価値観や関係性を大切にしながら、自分らしい生活を送ることができる時期でもある。老年期とは、それまでの生きざまを反映し、身体的な弱さも含めてその人らしさが際立つ、人生の完結の時代といえる。

エリクソンは、老年期の心理社会的課題を、「統合」対「絶望」としている。自分の生きてきた道を見直し、これまでの自分に統合感を持てると、人間としての円熟と平安の境地に達する。しかし、さまざまな喪失を悔やみ、すべてが奪われていくように感じるならば、人生を否定することになるかもしれない。老年期は、必然的に起こる死に対する恐れや望みがない状態と、人生の統合との間のバランスを取りながら、人生のなかでありのままの自分を受け入れる時期である。

③社会

65 歳以上の者のいる世帯の状況引用3) をみると、「単独世帯」が49.3％、「夫婦のみの世帯」が46.5％と 90％以上が高齢者のみの世帯となっている。放射線療法は通院で治療が可能だが、介護者がおらず、毎日の通院に通えない場合もありうる。

高齢者で経済的に困ることがないと感じているのは 60％を超えているが、年間所得は 150 ～ 200万円未満が多く、公的年金の総所得に占める割合が 100％の世帯もある。収入は限られるため、治

療費や通院にかかる費用などの経済的負担が大きい場合がある。一方で、高齢者世帯の資産は中央値 1,500 万円以上であり、負債はほとんどないといわれている。

③栄養

　高齢者は、加齢による基礎代謝の低下、消化器機能障害、うつ状態または認知症、身体機能の低下などの要因により食事摂取量が低下しやすい。そして、味覚障害、視覚・聴覚機能低下、咀嚼・嚥下機能低下、便秘・下痢、脱水などさまざまな症状により栄養障害をきたしやすい。さらに、複数の併存疾患を有した状態にがん特有の代謝状態による侵襲が影響することで、若い患者に比べて容易に栄養状態が低下し、いったん栄養障害に陥るとその回復が難しい。

2）看護

①意思決定支援

　がんを診断された後、まず意思決定を迫られるのは治療の選択である。意思決定能力は①理解（与えられた情報を理解する能力）、②認識（理解したことを患者自身の状況にあてはめて考えられる能力）、③論理的思考（治療に関する情報および自分の希望を論理的方法で処理できる能力）、④選択の表明（言葉やそれ以外の手段で、自分の選択を表明することができる能力）の 4 つの能力で評価する。能力がある場合においても、認知力や適応力に個人差が大きいため一概にはいえないが、高齢者の意思決定では、若年者と比較すると情報を得る範囲が狭く、身近な環境や人間関係を通して自身のあり方を決めようとすることがある。そのため、自分の考えよりも医療者や近親者の意見に影響を受け、たとえ揺れていたとしても、遠慮や気遣いなどから自分の思いを十分に表現しないことが多い傾向にある。

　看護師は、患者の真意がどこにあるのかをまず見極めることが必要である。高齢者が望んでいる医療は「病気の効果的治療」や「身体機能の回復」であったのに対して、医療者は「QOL の改善」を優先していたという結果にもあるように、患者と医療者の認識が一致するとは限らない。患者が多くを語らずとも、意思決定が困難にみえても、その奥にある思いに関心を注ぐ。高齢者の言葉や行動には、彼らの人生やそこで培ってきた価値観が映し出されている。患者が何を大切に生きてきたのかを見出し、患者と家族が自身の人生を進めていくという視点に立ち、適切な情報を得て咀嚼し、どのようにがんとともに生きていくかを考えられるように支援する。意思決定に悩み、苦しむこともあるだろうが、「自身で決めることに意味がある」ことを保証し、迷いのプロセスに寄り添うことが必要なケアである。

　また、認知機能の低下が予測される場合には、治療説明時から家族が同席できるような調整を行うことも必要である。加齢による難聴や視力低下があれば、説明内容を理解できるよう、補聴器や眼鏡を携帯するように説明する。

②有害事象に対する支援

　社会との関わりが縮小し、情報を得る機会が減少する高齢者では、症状出現時には不快な症状に生活が支配される状況にもなりうる。しかし、聴覚などの感覚機能の低下、自尊心や物忘れ、こだわり等の要因により、有害事象が出現していても自覚していない、あるいは訴えないことがある。患者が「なんともない」「変わらない」と答えても、家族と話をしていると、実は変化があり、症状が出現しているという情報が得られることがある。まず、症状が出現していることを把握するために、患者本人から聞くだけでなく、周囲の人からの情報や、医療者自身が注意深く観察すること、経過を追っていくことが大切である。そして、有害事象に対するケアは治療に伴う観察・ケアのみならず、その根底にある脆弱性のアセスメントと併せもつ疾患の管理、栄養管理、活動への

介入など、全身の機能低下に対するケアが必要である。治療開始前から、総合機能評価（CGA：comprehensive geriatric assessment）等を用い、全身状態を評価することが大切である。CGA は、医学的側面だけでなく、身体機能、精神的そして社会的側面から、多面的に多職種によって評価し、みつかった問題に対して多職種で協働して介入計画を立て、長期にフォローアップを行う。これを行うことで治療完遂率や、有害事象の発生頻度等が改善する可能性がある。

　高齢者であっても、放射線治療前から治療終了後数週間は、長期的に症状と付き合っていくためのセルフケアが必要となる。また、適切な情報とともにセルフケアの方法を提案し、その人に適した方法がみつかり、生活のなかに組み込めるようになるまで実践と評価の繰り返しを一緒に行っていくことが必要である。看護師はより個別的な視点をもって一般的な経過にとらわれず、患者個人の身体能力や治療の反応に注目して関わる。

③社会的支援

　通院で放射線療法を受ける患者のなかには、介護保険を利用して支援を受けられる場合がある。通院支援や、食事・家事のサービスなど、日常生活支援を受けることで治療完遂に役立つと考えられる。また、退院後の生活に不安がある場合には、在宅介護サービスの提供や介護施設への入所など、患者それぞれに合わせたプランを提供する。入院時から、患者の家族構成や生活状況、住宅環境について情報収集を行い、患者だけでなく家族ともコミュニケーションをとり、治療中だけでなく、治療終了後の退院を見据えた支援が必要となる。

　治療後には、治療に伴って全身の機能が低下していること、長期入院により筋力の低下、認知症の発症や悪化も問題となる。意識的に回復力を高め、日々の生活を取り戻していくプロセスに主眼を置いたケアが大切である。個々の患者の身体的な問題や生活状況に合わせ、治療中から積極的なリハビリテーションが必要である。

3　体外照射法の基礎

1　外部照射装置

　高エネルギーX線、電子線の医用外部照射装置として現在では直線加速器（以下、リニアック）が主に用いられている（**図1**）。リニアックは、電子銃から供給された電子を電磁相互作用により高エネルギーまで加速させる。X線の発生には、電子が物質を通過するときに発生する制動放射線を利用するため、高原子番号の金属（タングステン、金、白金など）を用いて高エネルギーX線を発生させる。10 MV以上のX線では中性子の発生を抑制するために銅などを用いることもある。リニアックは、X線、電子線の線量率（毎分の出力線量）が大きく、短時間で照射が完了する。照射ヘッド（ガントリ）は360度回転し、任意の角度からビームを照射することができる。最近のリニアックには、2.5 〜 10 mm幅のマルチリーフコリメータ（MLC：multi leaf collimator）が装備されており、任意の形状の照射野設定が可能である（**図2**）。

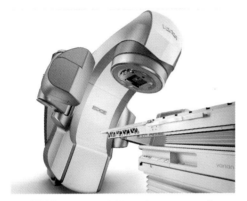

図1　直線加速装置（リニアック）
（VARIAN 社製）

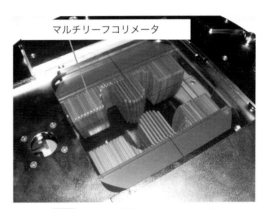

図2　マルチリーフコリメータ

2　放射線治療計画

　図3に放射線治療の進め方を示す[4]。放射線治療計画では、標的となる体積とその周辺の正常組織の形状や位置を決定し、標的に関しては必要とされる線量を投与し、周辺の正常組織に対しては可能な限り低線量になるよう、最適な線種（放射線の種類）、線質（エネルギーの種類）ならびに照射法を決定する作業となる（**図4**）。治療計画を立てるにあたり、各検査所見をもとに治療と同じ体位を保持したCT撮影を行う必要がある。**図5**は脳腫瘍におけるシェル固定の一例で、眼球などを放射線から避けるために斜台枕を組み合わせている。

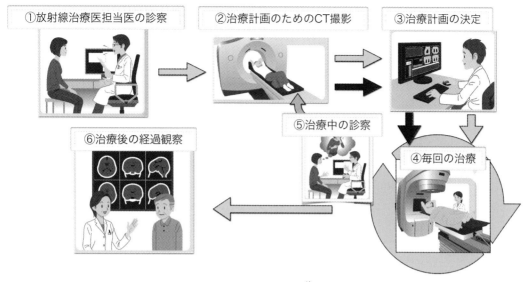

①放射線治療医担当医の診察　②治療計画のためのCT撮影　③治療計画の決定

⑤治療中の診察

④毎回の治療

⑥治療後の経過観察

図3 放射線治療の進め方[4]（一部改変）

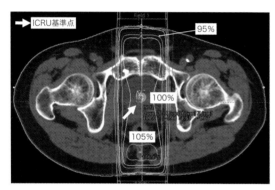

図4 骨盤部の前後対向2門照射例

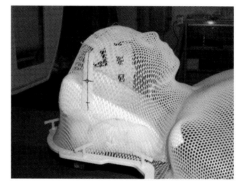

図5 斜台枕を使ったシェル固定

3　X線、電子線を用いた標準的治療法

　一般的に深部の病巣にはX線を用い、表在性の病巣には電子線を用いる。代表的なγ線、X線、電子線、陽子線の深部線量曲線を**図6**に示す。

　放射線治療に用いる主なX線は、4～10 MVの高エネルギーX線が用いられる。高エネルギーX線は、表面より深い位置に線量のピークがある。エネルギーが高くなるほどピークは深くなり、^{60}Co γ線は0.5 cm、10 MV X線が2.5 cm前後となる。これにより、表面および皮下組織の線量を低く抑えることができる。それぞれのエネルギーの特徴を利用し、頭頸部がんや乳がんなど比較的体厚が薄い部位には4～6 MV X線が用いられ、食道や骨盤部など病巣が深い部位には10 MV X線が用いられる。電子線は4～18 MeVが一般的であり、エネルギーによって線量勾配が異なるため、皮膚表面から病巣までの深さに応じた電子線エネルギーを選択する。そうすることで、病巣より深い部位への影響を少なくすることができる。X線を用いた基本的な照射法は、対向2門照射法（前後または左右）や3門、4門などの多門照射や運動照射である。**図7**に代表的な照射法を示す[5]。電子線は、X線と異なり電子線用アプケータを取り付けて治療を行うので、1門照射が一般的となる。

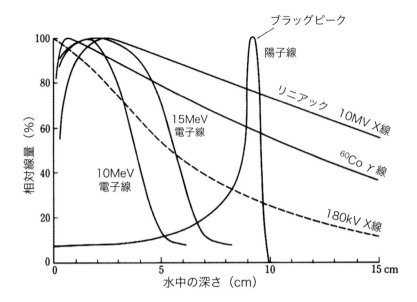

図6　X線、電子線、陽子線の深部線量曲線

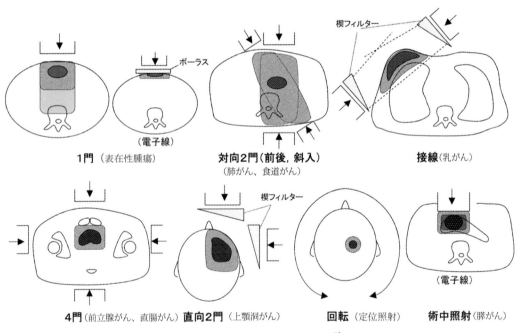

図7　代表的な外部照射法 [5]

4　高精度放射線治療

　照射装置に関する機器工学やコンピュータ技術の発展ならびにX線CT装置を用いた三次元治療計画が可能になったことで、高精度放射線治療技術が1990年代後半から臨床に用いられるようになった。高精度な三次元照射技術によって、病巣に対して選択的に致死線量を照射するとともに周囲のリスク臓器への線量を最小限にすることが可能となった。この技術を用いることで腫瘍制御率を高めるとともに有害事象を低減させることが期待できるが、照射中の体動や体内の生理学的動

き（呼吸性移動、蠕動運動、嚥下、ガス、尿量など）に注意が必要であり、これらに対処するための照射体位や固定方法、照射制御が肝要である。

1）三次元原体照射

　三次元原体照射（3D-CRT：3D-conformal radiotherapy）は、CT 画像や MRI 画像を使って病巣や周辺のリスク臓器の大きさや形と位置を特定し、それぞれを三次元的に再現する。そのうえで、多数の異なる方向から、または回転させながら、それぞれの方向からみた病巣の大きさと形状に照射野形状を一致させる照射法である。

2）定位放射線照射

　定位放射線照射（STI：stereotactic irradiation）には定位手術的照射（SRS：stereotactic radiosurgery）と定位放射線治療（SRT：stereotactic radiotherapy）がある。定位手術的照射は、小病巣に対して多方向から集中させて 1 回大線量を照射する治療法で、主に頭蓋内病変（転移性脳腫瘍、脳動静脈奇形、聴神経腫瘍など）で行われる。定位放射線治療は、SRS の 1 回大線量照射ではなく、数回の分割照射で行われる方法で、特に体幹部腫瘍（孤立性肺がん、肝がんなど）に用いられる。

3）強度変調放射線治療

　強度変調放射線治療（IMRT：intensity modulated radiotherapy）は、放射線治療計画装置（専用コンピュータ）を用いて逆方向治療計画（インバース・プランニング）に基づき、空間的、時間的に放射線強度を変えながら多方向から照射をすることで、病巣の三次元形状へ線量を集中させ、かつ周辺のリスク臓器への線量を低減させることが可能であり、三次元原体照射よりも線量集中度は高い照射技術である。これにより、頭頸部がんにおける唾液腺機能の温存が可能であり、前立腺がんでは直腸線量を抑えながら前立腺がんに対して大線量を照射することが可能となった（図 8）。汎用型リニアックでは、固定多門 IMRT または回転 IMRT（VMAT：volumetoric modulated arc therapy）があり、線量分布最適化、照射時間の短縮などから回転 IMRT が主流となりつつある。また、IMRT 専用装置にトモセラピーがある。

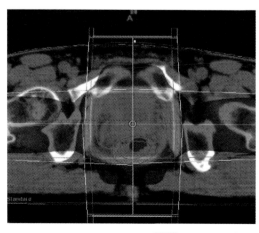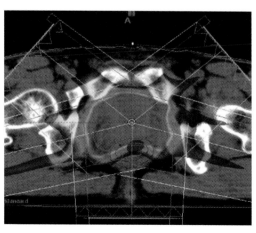

図 8　前立腺がん外部照射による線量分布

左：通常照射（4 門照射）　右：強度変調放射線治療（IMRT）

第 6 章　放射線治療における放射線の利用と防護

4）画像誘導放射線治療

　高精度放射線治療は、病巣形状に一致させて大線量を照射するため、従来法に比べて、治療計画と実際の照射位置の一致度がより重要となる。画像誘導放射線治療（IGRT：image-guided radiotherapy）は、治療台で位置合わせした状態の照射直前または照射中に取得した画像と治療計画時の画像（CT 画像やデジタル再構成画像、DRR：digital reconstruction radiograph）を重ね合わせて、病巣やリスク臓器と位置照合を行い、許容されないいずれが発生した場合は補正を行い、その後照射を行う方法である。近年の汎用型リニアックには、治療ビームを用いた画像取得装置（電子ポータ画像装置（EPID：electronic portal imaging device）、診断用 X 線発生装置と画像検出器を組み合わせた kV imager が搭載されている。EPID に比べて kV imager は、空間分解能やコントラストに優れており、リニアックのガントリを回転させることで CT 画像を得ることも可能であり、精度の高い位置照合が可能となっている。

5　粒子線治療

　放射線は、X 線やγ線など電磁波と電子線や陽子線、炭素線などの粒子に分類される。X 線は人体内に入射すると、ビルドアップとよばれる線量最大点をある深さに形成し、その後深部になるほど線量は緩やかに減弱していく。一方、粒子線のうち陽子線や炭素線は、水中（体内）に入射してからある程度の深さまで低い線量を保ち、粒子線が速度をなくす寸前で高線量領域を形成し、その後はすぐに減衰する。この特徴的な線量分布をブラッグピーク（Bragg peak）という（図6）。このピークの深さや幅はエネルギーを可変することで調整が可能で、病巣に線量を集中させることができるとともにピーク後にはほとんど線量を与えないため、病巣後方にリスク臓器が存在する場合、効果的な治療法となる。生物学的特徴として、陽子線は X 線と同じく低 LET 放射線、炭素線は高 LET 放射線に分類される。（LET は、線エネルギー付与とよばれ、単位長さあたりのエネルギー付与を表す）。陽子線の生物学的効果比（RBE：relative biological effectiveness）は、X 線を 1 とした場合約 1.1、炭素線はブラッグピーク付近で約 3.0 であり、標準的な高エネルギー X 線では治癒の期待が低い難治性がんに対して効果が期待できる。2022 年 4 月の診療報酬改定により、陽子線治療では、小児腫瘍（限局性の固形悪性腫瘍）、限局性の骨軟部腫瘍、頭頸部悪性腫瘍（口腔・咽喉頭の扁平上皮がんを除く）、限局性および局所進行性前立腺がん、肝細胞がん（長径 4 cm 以上）、肝内胆管がん、局所進行性膵がん、局所大腸がん（手術後の再発）、炭素線治療では、骨軟部腫瘍、前立腺がん、頭頸部悪性腫瘍（口腔・咽喉頭の扁平上皮がんを除く）、肝細胞がん（長径 4 cm 以上）、肝内胆管がん、局所進行性膵がん、局所大腸がん（手術後の再発）、子宮頸がん（頸部腺がん）は公的医療保険の適用となっている。

4 体外照射法を受ける患者の看護

1 治療室の環境

1）放射線治療時の防護

　放射線使用施設の構造基準については、「放射性同位元素等の規制に関する法律」と「電離放射線障害防止規則」、「医療法」によって規定されている。この規定から、診療用高エネルギー発生装置や密封放射性同位元素治療線源を取り扱う照射室は、厚いコンクリート壁で遮蔽されている。そのため、これらの放射線治療施設・設備が正常に機能するために点検が行われている。

　放射線治療においては、1回の投与線量は 2 Gy（2,000 mSv）程度であり、高いエネルギーの X 線が用いられる。通常の放射線防護エプロンでは防護できない。このため、医療従事者が外部照射（リニアック）の治療室で照射中に患者に付き添うことは、被ばくの原因となるため行わない。患者が治療中に安静を保てない場合には、治療前に睡眠薬等を用い、さらに治療中に体位を保つために身体の固定を行うなどの工夫を行い、患者の安全を確保する。治療装置から放射線が出ているのは治療中のみであるため、外部照射による医療者の放射線被ばくはない。また、照射中に患者以外の人が室内に立ち入らないように厳重に監視している。万が一にでも照射中に室内入り口ドアを開けた場合は、インターロックシステムで自動的に照射が停止する安全装置がある。

2）治療室の環境における看護

　前述したように、医療従事者の被ばくを避けるため、放射線が照射されている間は治療室内には患者1人になる。1人になることで孤独感・不安感が増す患者もあるだろう。そのため、患者にはカメラで室内の様子を見守っていること、マイクを設置してあるため声が通じることをあらかじめ説明する。また、ガントリが体に近づくことで閉塞感や圧迫感により精神的な負荷を感じる患者もある。事前に患者と声や手を動かすなどのサインを決めておき、サインがあった場合には、照射を止めて診療放射線技師や看護師が室内に入ること、対処した後にその日の照射の続きを実施できることなどを伝えることで、患者の不安軽減になり、また緊急時の安全も確保できる。

　一般的に外照射では、患者が治療寝台（カウチ）に臥床した状態で行われる。寝台はガントリが回転する際の妨げにならないよう、幅が約 50 cm と狭く、柵はない。また、照射の際には、寝台は患者が臥床した状態で床から約 1.2 ～ 1.5 m の位置まで上昇させる。さらに、放射線を照射する方向によっては、ガントリが患者の身体のすぐ近くまで接近する。したがって、照射位置のずれを防ぐためだけでなく、転落防止の観点からも、「寝台に寝た後は動かない」という患者の協力が必要である。このことを看護師から説明すること、安静指示が守れないことが予測される場合には、固定ベルトを使用し、患者の安全を守ることも重要である。

　寝台は固いため、円背の患者や、痩せ型の患者、骨転移等により疼痛のある患者には治療台に臥床すること自体に苦痛を伴う患者がいる。臥床という体位による苦痛だけでなく、寝台の特徴によっても苦痛が生じる可能性を考慮する。

　寝台には専用の点滴架台が装着できるものがあり、自然滴下で点滴を行う場合は、寝台が上昇した際も落差を維持して滴下を良好に保てるよう、点滴ボトルを移動させる。専用の架台がない場合には、点滴棒を上げて落差を確保して照射を実施する。どちらにしても、患者の寝台への移乗に支障をきたすため、必要があれば照射の際には点滴をいったん中止して点滴を外すことを担当医と検討する。また、輸液ポンプを使用している場合にはルートを長めに調整すると、安全に寝台へ

の移乗ができる。輸液ルートだけでなく、ドレーン類や酸素チューブ、モニタ用コードが引っ張られないように位置調整を行う。そして、患者が輸液ポンプを使用している場合には、待ち時間等にバッテリーが消耗することを考慮して、電源コードを持参するとスムーズに治療が行えるであろう。

2　治療前の看護

　放射線療法の流れは第6章3　体外照射法の基礎　図3に示した通りである。ここでは、治療が開始される前までの看護の視点について示す。

1）意思決定支援

　意思決定とは、「一定の目的を達成するために2つ以上の代替手段のなかから、1つまたは少数の代替手段を選択する人間の合理的な行動」をいう。放射線療法を受ける患者は、疾患ごとの各診療科や他施設から紹介されて放射線治療科を受診する。告知を受けてから短期間のうちに治療が始まることもあり、がん告知後、ショックの段階にある状態で、初めて出会う医師から放射線療法について説明を受け、意思決定を行うことになる。「何がわからないのかがわからない」と訴える患者も多く、放射線というだけで漠然とした不安・恐怖を感じる患者もいるだろう。患者が正しい情報をもとに選択し、「こんなはずではなかった」という思いから、意思決定をした自身を否定したり、医療者への不信が募ったり、抑うつにならないよう、十分に納得したうえでの意思決定が必要である。治療開始前だけでなく、治療中・治療終了後までの継続した意思決定支援が必要である。

　意思決定にはさまざまなタイプがあるが、現在ではシェアードディシジョンメイキングモデル（共有意思決定モデル）が推奨される。このモデルは、患者が自分らしく意思決定できるように作られており、「選ぶことについて話し合う」「選択肢について話し合う」「決定について話し合う」の3つのステップを踏む。「選ぶことについて話し合う」では、患者が治療の選択肢があることを知っているか確認し、自分自身の意向を熟考し、話し合いを通して選択し、決定することを伝える。「選択肢について話し合う」は、各選択肢のメリット、デメリットなどの情報提供を行い、対話を通して患者の意向を探り、振り返りを行いながら患者の理解を確認する。「決定について話し合う」は患者の意向のもと、何が最良かを決定するプロセスであり、患者に何を大事に思うかを尋ね、患者の意向を導き出し、決定に移ってよいか、迷いがないかを確認する。これらのプロセスの間は、患者へ「意思決定に参加するよう励ます」「情報を提供する」「疑問に答える」「希望や要望を聞く」という援助を行う。患者のなかには、病気や治療と向き合うまでの心理状態に至っていない者、意思決定の過程において迷いが生じて気持ちが揺れ動く者もいる。よく患者を見極め、患者のペースに合わせて支援することが大切である。

2）再現性への支援（シミュレーションCT）

　患者が放射線療法に同意すると、治療計画のためのCT撮影（シミュレーションCT）が行われる。放射線治療では、治療標的（腫瘍）へはしっかり照射し、有害事象が予測されるために照射を避けたい臓器には可能な限り照射をしないため、毎回同じ範囲に照射することが重要となる。そのため、シミュレーションCT時の体位（ポジション）が毎回の治療の際に再現できることが重要であり、再現性を高めるための工夫が、シミュレーションCT時から必要となる。過度の緊張や苦痛は体位保持に影響を及ぼすため、治療室はもちろん、病棟や外来においても、疼痛、嘔気や咳嗽、吃逆等の症状コントロールを行う。不安軽減のため、患者の不安の要因に対して対処するなどの介入も必要である。

シミュレーションCT時には、照射部位に応じて固定具や補助具の作成、皮膚へのマーキングが行われる。マーキングはできるだけ消さないような工夫が必要であり、擦る等の皮膚への機械的刺激を避け、ローション等の塗布により消えやすくなってしまうこともあるため、施設で実施しているマーキングの方法を理解したうえで対策を説明する。

また、照射部位によっては臓器の生理的な動きによって治療標的が移動するため、臓器位置を再現する前処置を行う必要がある。腹部の照射では禁食時間を定めて胃の内容量を一定にしたり、骨盤領域の照射では膀胱に尿を一定時間ためたり一定量の飲水をして膀胱体積を調整する。胸部・腹部臓器への照射では、呼吸によって治療標的となる臓器が移動することがある。毎回の治療時に、呼吸パターンを反復して呼吸状態に規則性を持たせるよう、患者が必要性を理解して呼吸パターンを練習できるよう指導する。患者が実施できるよう、患者の現在の状態を把握すること、患者の生活に合わせたタイミング等を話し合う。

まず、看護師が再現性が重要であること、患者の照射部位に応じた前処置について理解したうえで、患者へ固定具やマーキング、前処置の必要性を説明することが必要である。

3）看護オリエンテーション

看護オリエンテーションは初診やシミュレーションCTと合わせて行われることが多い。看護オリエンテーションの主な目的は、①期待する治療効果を得るために、計画された期間にその患者の放射線治療が完遂されること、②急性期有害事象の出現が遅延および出現する症状が低減されること、③患者の苦痛および不安が軽減され、安心して治療が受けられること、である。看護オリエンテーションの内容は、治療日程や、受診手続き、治療の流れを説明し、未知のものに対する不安の軽減を図ること、照射範囲から予測される急性期有害事象の遅延および低減させるための具体的な日常生活の注意点を説明することである。生活の注意点については照射部位によって異なるため、各論を参照されたい。共通することとしては、患者自身で実行できるよう、セルフケア支援を行うことである。具体的には、患者の現在の生活を知り、有害事象に関わる要因を見極めること、患者はどこまでなら実行でき、どこからは支援が必要なのかアセスメントし、患者が納得し、患者にとって実現可能な方法を提案することである。放射線治療による有害事象へのケアは、治療中、治療後も継続が必要である。患者の生活に、治療と、治療に伴うケア等を組み込めるよう支援を行う。その際には、有害事象への恐怖心を増強させることなく、自身の予防的行動で有害事象をコントロールできる、という動機づけが重要である。

また、放射線療法中に喫煙することで、抗酸素効果により治療効果が減衰する。飲酒は粘膜炎等を悪化させる要因となる。化学療法などにおいても、治療中には喫煙・飲酒は避けることが望ましい。そのため、喫煙、飲酒習慣も確認し、禁煙・禁酒ができ、継続していけるよう支援が必要である。

③ 治療中の看護（総論）

放射線治療は、休止や中止をすることで期待する治療効果が得られない。そのため治療中の看護は有害事象を最小限にし、治療が完遂できるよう患者の心身の支援をしていくことである。

1）前処置の指導

治療前から指導してきた前処置について、治療期間中にも継続して支援・指導することが必要である。前処置の実施状況を患者と共有し、適切にできている場合にはポジティブフィードバック

第6章 放射線治療における放射線の利用と防護

を行う。適切でない場合には、実施できない要因を明らかにし、問題解決に働きかける。

　実施できない要因としては、セルフケア能力の問題も考えられるが、治療による有害事象や原疾患による症状（胸部の場合は咳、腹部の場合は悪心・嘔吐、骨盤部の場合は頻尿・便秘、治療期間中の体型変化など）の増強が問題となる場合もありうる。したがって、治療期間中には前処置の実施状況を患者と共有するだけでなく、有害事象や原疾患による症状の観察など、全身状態の観察が必要である。症状に合わせた生活指導、薬剤の使用方法の指導など、症状コントロールを行うことが再現性を確保するための支援となる。症状コントロールによって解決できない場合には、前処置の変更、照射時間を変更する工夫も必要になる。

2）有害事象に対する支援

　放射線治療は局所療法であり、放射線による作用と有害事象は照射された範囲にのみ生じる。可能な限り標的となる腫瘍に限局して照射されるよう治療計画は作成されるが、一部に正常組織が含まれ、正常組織への放射線による影響が有害事象である。有害事象には患者の自覚症状のみではなく、臨床検査上の異常値も含まれる。有害事象は治療開始から3か月以内に生じる急性期有害事象と、3か月以降に生じる晩期有害事象に分けられる。

　急性期有害事象は、可逆的で線量の増加とともに症状は増強するが、治療の休止や対症療法により症状は改善する。しかし治療を休止することで期待する治療効果が得られなくなるため、可能な限り治療の休止は避ける必要がある。症状の出現時期や程度は治療計画から予測することができ、日々のセルフケアで症状を予防・低減することができる。そのため、患者が適切なセルフケアを習得し実施する能力があるのかアセスメントする。そして患者のセルフケア能力やライフスタイルに応じた具体的なセルフケア方法を指導していく。また他の有害事象や原病による症状でセルフケアの継続が困難な場合は、家族や医療者が支援することでケアを継続することができるよう調整を行う。

3）精神的支援

　放射線治療は、患者にとって治療のイメージがしにくく未知の体験を前にして不安が生じやすい。治療中の不安は治療の過程によって内容や程度も異なり、治療が順調に進んでいる場合でも些細なことで不安を抱くこともある。有害事象が出現し始めた時期と有害事象が増強する時期は、不安が強くなりやすい時期であるため治療中は定期的に面談を行い、継続した精神的支援を行っていく。

4　治療後の看護（総論）

　治療後の看護は、治療中に生じた急性期有害事象へのセルフケアを継続するための支援と晩期有害事象への指導である。

1）急性期有害事象に対する支援

　急性期有害事象は、適切なセルフケアを継続することで放射線治療終了後2〜4週間程度で回復することが多い。そのため、治療終了とともに治療中に実施していたセルフケアを止めるのではなく、急性期有害事象が回復するまではセルフケアを継続するよう指導する。またセルフケアを継続しても症状が悪化する場合は受診が必要なことを治療終了時に説明する。治療終了後は体力が消耗していたり、皮膚炎や粘膜炎は治療終了後1〜2週間が症状のピークとなるため、バランスのと

れた食事を摂取し、適度な運動と十分な休養をとり翌日に疲労が残らないような生活を心がけるよう説明する。

2）晩期有害事象に対する支援

晩期有害事象は、微小血管系や間質組織の変化によって生じる不可逆的変化である。総線量や各臓器の照射体積に影響される。急性期有害事象より症状が出現する頻度は低いが、症状は不可逆的で難治性なため生活や生命へ影響を及ぼす場合がある。また、治療後数年経過してから症状が出現する患者もいるため、生涯経過をみていく必要がある。そのため、患者自身が症状をモニタリングし、症状出現時は速やかに受診し、放射線治療を受けた経験があることを説明できるよう、患者・家族へ指導していく。

5　放射線治療における有害事象の看護

1　放射線性皮膚炎

1）定義と発生機序

　外照射では、必ず放射線が皮膚を通過して腫瘍に達する。そのため皮膚障害は避けることができない。放射線は体内を通過するため射入部位だけでなく、射出部位にも放射線性皮膚炎は生じる。皮膚炎は、表皮と真皮の反応であり、紅斑や脱毛・乾性落屑・湿性落屑などが生じる。皮膚には、外的刺激からの保護と体液成分の喪失を防ぐ役割がある。表皮は基底層、有棘層、顆粒層、角質層の4層構造である（**図1**）。最下層である基底層の基底細胞は約20日ごとに細胞分裂し、2個に分かれた細胞の1個は基底層にとどまり、もう1個は有棘層・顆粒層・角質層へと押し上げられていく。最外層の角質層は、その後垢となり脱落する。基底細胞は放射線感受性が高く、基底細胞がダメージを受けると細胞分裂率が低下する。そのため、分化する細胞が供給されなくなり表皮は菲薄化する。乾性落屑により真皮が露出すると湿性落屑が生じるようになる。真皮には、血管や知覚神経があり真皮が露出することで疼痛や出血が認められるようになる。また、真皮の微小血管は放射線の影響を受けやすく血管透過性が亢進することで浮腫や炎症が生じ、発赤やびらんが認められる。

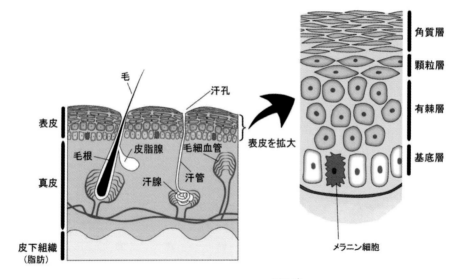

図1　皮膚の構造[引用4)]

2）症状と程度

表1　放射線の線量と症状

線量	自覚症状と身体所見
20〜30 Gy	淡い発赤、掻痒感、ピリピリ感、脱毛、乾燥
40〜50 Gy	著明な発赤、落屑、熱感、軽度の疼痛
50〜60 Gy	水疱、びらん、易出血、疼痛、強い掻痒感
60 Gy 以上	壊死、疼痛、潰瘍

3）アセスメント

皮膚炎のリスク因子には治療に関連する因子と患者に関連する因子がある。

①治療に関連する因子

・照射部位

頭頸部がんなどの病巣が皮膚表面に近い場合、皮膚の表面の線量が高くなり皮膚炎が生じやすい。頭頸部、腋窩、乳房下縁、鼠径部、肛門部、会陰部は衣服による摩擦や皮膚と皮膚が接することによる摩擦が生じやすく、皮膚炎が悪化しやすい。特に、会陰部は湿潤環境であるため注意が必要である。

・治療方法

1回線量が 2 Gy を超える場合や総線量が多い場合は、皮膚炎が増強する可能性がある。エネルギーの低い X 線を使用する場合や電子線を用いて治療する場合は、皮膚表面の線量が高くなり皮膚炎が生じやすい。少ない門数の照射では、1方向あたりの線量が増加するため皮膚炎のリスクが高くなる。また対向2門照射では、射入部位と射出部位が重なるため皮膚の表面線量が高くなりやすい。アントラサイクリン系薬やセツキシマブなどの一部の抗がん剤や分子標的薬の併用は皮膚炎を増強させる。

②患者に関連する因子

患者に関連する因子として、血糖コントロール不良の糖尿病患者は症状が増悪しやすい。また低アルブミン血症の患者や肥満、加齢による皮膚の菲薄化や乾燥がある場合も皮膚炎が悪化しやすい。喫煙やアルコールを摂取する習慣は増悪因子である。セルフケアを継続することで症状を予防・低減することが可能なため、セルフケア能力が低いことも増悪因子となる。

4）看護

皮膚炎に対する根治的な治療法はなく、対症療法が中心となる。そのため基本的なスキンケアである皮膚の洗浄と保湿、刺激からの保護が重要となる。患者が適切なセルフケアを習得できるよう患者の生活に応じたセルフケア方法を患者とともに検討し、手技を確立できるよう継続的に支援する。

①皮膚の洗浄

洗浄が皮膚への刺激とならないよう、刺激が少ない洗浄剤を用いる。擦らず泡を置くように洗浄し、洗浄剤が残らないように洗い流すよう指導する。過度な洗浄は皮脂膜を損失し、乾燥やバリア機能を低下させる要因となるため、洗浄剤を用いた洗浄は1日1回程度にする。びらんが出現し始め、微温湯での洗浄で疼痛が生じる場合は、生理食塩水で洗浄することも症状緩和につながる。

②保湿

放射線治療により角質が損失しやすい状況にあるため、皮膚の保護には保湿が重要である。保湿剤の塗布は皮膚の洗浄後に行い、皮膚への刺激となるため擦り込まないよう塗布する。保湿剤は皮膚炎の程度に応じて選択される。皮膚の乾燥や発赤にはヒルドイドローション®やアズレン軟膏、掻痒感が出現してきたら、ステロイド含有軟膏などを使用することが多い。そのため、患者へは皮膚の状況をモニタリングし、症状の変化を医療者に報告できるように指導する。

③刺激からの保護

放射線治療を受けている患者の表皮は菲薄化しているため、感染や化学的・物理的刺激に脆弱な状態である。そのため照射野に直射日光が当たらないよう配慮し、温泉やプールも成分によって

皮膚への刺激となるため治療中は避ける必要がある。化粧品も皮膚の刺激となるものがあるため注意する。擦れたり掻いたりといった物理的刺激は、角質層の剥離を進め皮膚が欠損する要因となるため避けなければならない。照射部位に応じて衣服の選択等日常生活上の注意点は異なる。そのため患者へは照射部位に応じて具体的に説明していく。頭頸部への照射では、衣服の襟やネックレス、マフラーは摩擦の要因となる。仕事上の制約などで避けることができない場合は、スカーフやガーゼなどで照射野を保護し、直接皮膚に当たらないよう配慮する。カミソリでの髭剃りは避け、電気シェーバーを使用する。頭部への照射では、櫛で髪をとかしたり直接ドライヤーの温風を当てることも刺激となるため注意が必要である。肛門や会陰部が照射野に含まれる場合は、排泄後の拭き取りは擦らないように押さえ拭きとし、ウォシュレットの使用も有用である。皮膚炎が生じガーゼ等の被覆材で保護する場合、照射野にテープは貼付しないよう注意する。被覆材の固定は自着式の包帯や下着等、照射部位に応じて工夫していく。

② 全身の有害事象の看護（放射線宿酔、骨髄抑制）

1）放射線宿酔・倦怠感

①定義・機序

　放射線宿酔は、放射線療法を開始して数日の間に、悪心、嘔吐、気分不快、食欲不振など二日酔いに似た症状や、めまいなどが主な症状である。放射線宿酔は、全身照射、上腹部への照射、化学療法との併用で症状が出現しやすいといわれているが、機序については、現在、十分に明らかになっていない。

　上腹部への照射時に起こる症状として、正常細胞や腫瘍の分解物質が遠隔的に粘膜を刺激すること、脳への照射時は、照射により化学受容器引き金帯（CTZ：chemoreceptor trigger zone）からセロトニンが放出されることで嘔吐を引き起こすと考えられている。また、倦怠感は、治療によるインターロイキン6などのサイトカイン産生や貧血との関係、日々の通院治療などが原因と考えられている。

　照射初期に出現しやすく、1週間程度で自然に改善してくる。しかし、長期化したり、症状が強い場合には、脱水や体重減少、倦怠感、不安などの二次的な症状をもたらす可能性があるため、症状緩和に努める。

②看護

　必ず出現する症状ではないが、不安の強い患者に出現しやすいともいわれている。事前の情報提供については、患者の状況に応じて実施する。同様の症状でも、1週間以降や、治療中盤以降の症状出現は別の原因のこともあるため、症状出現時期を含めてアセスメントする。また、宿酔症状による生活への影響があればそれに対しても介入することが求められ、精神的ケアとしても訴えを詳細に聞き取る。

　悪心・嘔吐：脂質の多い食品や刺激物を避け、1日3回の食事にこだわらず、口当たりの良いさっぱりしたものなど、患者の好みに合わせ、こまめに摂取する。水分補給を行い、脱水を予防する。口腔ケアを行うことで、口腔内の清涼感や清潔を維持する。また、食前などに制吐剤を使用して食事がとれるような工夫も行う。制吐剤については、全身照射や腹部の照射では消化管症状が強く出現する可能性があるため、5-HT$_3$受容体拮抗薬を使用することも効果的である。

　不安：不安を強く感じる患者では、緊張感が強いと不安が増強しやすい傾向にあるため、リラックスを促し、不安の軽減を図る。

2）骨髄抑制

①定義・機序

　成人の骨髄は椎体や骨盤骨、胸骨など全身に存在している。骨髄は細胞分裂が活発であり、造血幹細胞は放射線感受性が高いとされている。しかし、末梢血液に多く存在する成熟細胞は放射線感受性が低く、局所治療である放射線治療単独では骨髄抑制をきたすことは少ない。全身照射や多発骨転移に対する椎体骨への広範囲・複数回の照射時には注意が必要である。血球成分とその寿命を**表2**に示す。

　末梢血管中の白血球や血小板は寿命が短く、自然消滅したのち、造血幹細胞からの新しい細胞で補充されていく。骨髄が影響を受けた場合には、新しい細胞が補充されず白血球減少や血小板減少が出現する。しかし、リンパ球は末梢血液中でも放射線感受性がきわめて高い。放射線治療単独の場合でも、照射野を流れている間に死滅する。そのため、白血球減少では顆粒球と単球は減少せず、リンパ球のみ減少する。リンパ球は病原体の侵入に対して抗体を作り、免疫機能に関連しているため、減少した場合には易感染状態になる。また血小板低下をきたすと、易出血性となる。

　赤血球では、骨髄が影響を受け、造血幹細胞からは新しい細胞が補充されなくても寿命が長いため、放射線治療単独の場合、治療中に貧血症状が出現することはない。

　30 Gy 以上照射された骨髄は、基本的には機能回復は難しい。しかし、他の部位が代償するため放射線治療単独では身体機能への影響は少ない。しかし、近年、放射線治療は抗がん薬と併用して行われることが多い。ほとんどの抗がん薬では骨髄毒性があり、放射線療法と相まって白血球、血小板の減少を引き起こす。薬物療法を併用している場合には薬剤機序を把握したうえで管理を行う。特に、ゲムシタビンによる血小板減少症や、ドキソルビシンをはじめとする抗悪性腫瘍抗菌薬やTS-1 などの好中球減少症には注意が必要である。

表2　血球成分とその寿命と機能

血球の種類			寿命	機能
赤血球			約120日	ヘモグロビンによる酸素の運搬
白血球	顆粒球	好中球	7～12時間	末梢血白血球中の割合は50～60% 接着能、遊走能、貪食能、殺菌能
		好酸球	3～8時間	末梢血白血球中の割合は3% 寄生虫の除去、アレルギー反応
		好塩基球	7～12時間	末梢血白血球中の割合は1% IgE受容体を介したI型アレルギー反応
	単球		3日	末梢血白血球中の割合は5% マクロファージへの分化、殺菌、抗原提示、 抗腫瘍作用、サイトカイン産生
	リンパ球		タイプにより異なる	末梢血白血球中の割合は30～40% 免疫応答
血小板			7～10日	末梢血中の役割は一次止血

文献5）p142より、一部改訂

②看護

　白血球減少：白血球数が2000/μL以上であれば放射線治療は継続するが、1500/μL以下になると放射線治療の継続は慎重に判断し、治療回数によっては休止や中止を検討する。さらに白血球が

1000/μL、または好中球が 500/μL では重症感染症の危険があり、発熱などの症状を伴う発熱性好中球減少症（FN：febrile neutropenia）をきたす可能性がある。抗がん剤による好中球が最低値となる時期（化学療法開始 7 ～ 14 日）を把握したうえで支援を行う。

　血小板減少：血小板が 10 万 /μL 未満となると出血傾向となり、5 万 /μL を切ると弱い刺激でも皮下出血や歯肉出血、鼻出血、1 万 /μL では致命的な出血をきたす場合がある。血小板減少は一般的には好中球減少とともに生じ、化学療法開始後約 1 週間から出現し、2 ～ 3 週間で最低値となる。

　赤血球減少：ヘモグロビン（Hb）が約 11 g/dL 未満となると倦怠感や集中力の低下が出現し、8 ～ 10 g/dL となると倦怠感が強くなり、労作時の動悸・息切れ、頻脈が出現する。8 g/dL 以下になるとチアノーゼや呼吸困難が出現することもある。7 g/dL 以下になると輸血を検討する。自覚症状はヘモグロビン減少のスピードにも関係しており、高齢者やもともと貧血のある人は症状が出現しにくく、呼吸器疾患や心疾患のある人は軽度のヘモグロビン減少でも自覚症状が強く出現することがある。

　感染・出血・貧血に対する代表的な対策を**表 3** に示す。

表 3　骨髄抑制への対策

症状	対策
感染	・手洗いや含嗽を励行する。 ・毎日シャワーや入浴を行い、清潔に務める。 ・皮膚や粘膜に傷を作らないように注意する。 ・ウォシュレットなどを使用して陰部の清潔に務める。 ・口腔ケアを励行する。 ・新生児・小児や感染の疑いがある人との接触を避ける。 ・刺身、生肉など生ものの摂取を避ける。 ・生野菜や果物はよく洗ってから摂取する。 ・ペットボトルなどの飲み物は開封後から時間が経過したら飲用を避ける。
出血	・外傷リスクのある活動を避ける。 ・皮膚や粘膜に傷を作らないように注意する（髭剃りは電気カミソリを使用する、柔らかい歯ブラシの使用、鼻を優しくかむ、便性を柔らかめに調整する、柔らかい食物を摂取する等）。 ・締め付けの強い服は避ける。 ・止血ベルトは使用しない。 ・侵襲的な処置を最小限にする。
貧血	・血液データと自覚症状を観察し、十分に休息をとる。 ・転倒などの危険性を予防するために、ゆっくりと体位を変えたり、立位をとったりするように勧める。 ・疲労のように表現しにくい症状については、症状の表現の仕方を患者とともに考える。 ・体調に合わせて、休息時間をどのように確保するか患者とともに考える。

6 照射部位ごとの看護

1 脳

　脳腫瘍は、原発性脳腫瘍と転移性脳腫瘍に分けられる。転移性脳腫瘍については10　放射線による緩和医療を受ける患者への看護に記載するため、ここでは原発性脳腫瘍について記載する。原発性脳腫瘍の罹患数は、がん全体に占める1%以下である。組織型や遺伝子型から150種類以上に分類され、腫瘍の種類や悪性度に応じて手術・薬物療法・放射線治療を組み合わせた治療が選択される。

1）放射線療法の適応と治療法

　原発性脳腫瘍は150種類以上に分類されるため、代表的な悪性神経膠腫と中枢神経原発悪性リンパ腫について記載する。悪性神経膠腫は神経膠細胞から発生する悪性の脳腫瘍で、治療の主体は手術だが浸潤性が強いため、腫瘍を完全に摘出することは困難である。周辺組織に浸潤し組織からの再発を予防するため、腫瘍の悪性度や年齢、全身状態に応じて薬物療法と放射線治療を組み合わせた治療が行われる。手術後、可及的速やかに薬物療法や放射線治療が開始される。70歳以下で全身状態が良好な場合は、総線量 60 Gy/30 回 /6 週の治療が推奨されている。拡大局所へ 40 〜 50 Gy 照射後、照射範囲を縮小し、局所へ 10 〜 20 Gy 照射する。放射線治療と同時併用で、テモゾロミドを使用する。中枢神経原発悪性リンパ腫の大部分はびまん性大細胞型 B 細胞リンパ腫だが、他臓器と異なりメトトレキサート（MTX）大量療法後に放射線治療を実施する。MTX 大量療法後完全奏功（CR）の場合は、総線量 23.4 〜 30 Gy/13 〜 15 回 /2.5 〜 3 週の治療が行われる。

2）有害事象

	0〜20 Gy	20 Gy〜	40 Gy〜	60 Gy 以上	治療後6か月以降
脳浮腫	治療開始直後から頭痛や悪心、意識レベルの低下が出現または増悪する可能性がある。病変の部位によっては神経障害や痙攣発作が生じる場合がある。			60 Gy 以上照射しない	
放射線宿酔	治療開始直後に症状が出現				
皮膚炎脱毛	発赤乾燥		発赤乾燥まだらな脱毛		色素沈着、皮膚の乾燥、皮膚萎縮、永久脱毛
耳の症状	耳閉、掻痒感、腫脹、耳漏		耳閉、掻痒感、腫脹、耳漏		慢性中耳炎
目の症状	結膜の発赤、疼痛、掻痒感、目脂、ドライアイ		結膜の発赤、疼痛、掻痒感、目脂、ドライアイ		網膜症、視神経萎縮、白内障、角膜潰瘍、涙腺萎縮

目や耳の症状は照射野に眼球や耳介・耳道が含まれる場合のみ生じる。

第6章　放射線治療における放射線の利用と防護

3）看護

①頭蓋内圧亢進症状

治療開始直後から一過性の脳浮腫の増強により頭痛や悪心、意識レベルの低下といった頭蓋内圧亢進症状が出現または増悪する可能性がある。また病変の部位によっては神経障害や痙攣発作が生じる場合がある。頭蓋内圧亢進症状が生じた場合は医療者へ伝えるよう説明する。目の疲労となるテレビ鑑賞やスマートフォンの使用は控えめにし、怒責を避けるよう排便コントロールを図っていく。

②放射線性皮膚炎・脱毛

脱毛は、照射開始後2〜4週頃から徐々に出現する。多くは一時的な脱毛であるが、再度髪が生えてくるまでは数か月かかり、脱毛前とは髪質が異なることも多い。55 Gy以上照射された場合は永久脱毛となる可能性もある。事前に説明を受けている場合でも、脱毛が始まると衝撃を受ける場合が多い。そのため、出現時期に合わせて精神的なケアと合わせて行っていく。脱毛の処理は短髪の方が容易であるが、放射線治療計画後に散髪すると固定具の固定精度が下がるため治療期間中の散髪は禁止である。頭皮を清潔に保つ必要はあるが、洗浄やドライヤー使用時は頭皮への刺激を避ける工夫が必要である。また、パーマや染髪は頭皮の刺激となるため医師の許可があるまで控える。外出時は、直射日光を避けるために帽子や日傘を使用する。意識障害や認知機能障害がある患者では無意識に頭皮を損傷する可能性があるため、爪は短く切り、帽子等で頭皮を保護することが望ましい。

③セルフケア支援

脳腫瘍の患者は、腫瘍のある部位によって意識障害や高次機能障害、四肢の麻痺によりセルフケア能力が低下している場合がある。そのため患者のサポート体制を確認し、セルフケア能力に応じた支援を行っていく。また有害事象の出現や程度を医療者へ伝えることが困難な患者もいるため、細やかに観察を行い異常の早期発見に努める。

2 頭頸部

頭頸部がんの多くは放射線感受性が比較的高い扁平上皮がんが主であるため、根治的放射線療法では機能温存、形態温存の特徴が最も発揮される。一方で多くは局所進行がんで診断されるため、薬物療法が併用されることが多い。進行がんや放射線感受性が低い腫瘍では手術療法が適応とされるが、その場合も術後照射として放射線療法が重要な役割を担っている。このように、頭頸部がんにおける放射線療法は集学的治療のなかで重要である。放射線療法では、強度変調放射線治療（IMRT：intensity modulated radiation therapy）は晩期有害事象の軽減に有用である。さらに、2018年からは口腔・咽喉頭の扁平上皮がんを除く頭頸部悪性腫瘍に対して、粒子線治療（重粒子および陽子線治療）が保険適用となった。

頭頸部では、通常の枕では不安定で非常に動きやすいために、シェルとよばれる固定具を作成して、特有の枕（ネックサポート）とともに使用し、再現性の確保を行う。

1）放射線療法の適応と治療法

前述したように、ほとんどの頭頸部がんで放射線治療が用いられる。治療法や総線量はがん腫によって異なるが、代表的な症例として、口腔がん、喉頭がん、下咽頭がんについて述べる。

口腔がんは有害事象の低減のために、外照射ではIMRTが推奨される。手術が標準治療だが、

手術で断端陽性や複数のリンパ節転移を認めた症例には術後照射が推奨される。X線のエネルギーは 4 ～ 6 MV を用いるが、10 MV が用いられることもある。外照射単独の場合、1回2 Gy 照射で 40 Gy 前後に照射野を縮小し、総線量 66 ～ 70 Gy/33 ～ 35 回 /6.5 ～ 7 週前後で行われる。

　喉頭がんはほとんどが扁平上皮がんであり、喉頭温存を図ることが多い。早期がんでは根治照射または喉頭温存術が推奨される。進行がんでも薬物療法併用や喉頭温存術が行われる。X線のエネルギーは 4 ～ 6 MV を用いる。1回線量 2 Gy の通常分割照射法の場合には、線量は T1 症例では 60 ～ 66 Gy/30 ～ 33 回 /6 ～ 7 週、T2 以上では 70 Gy/35 回 /7 週が標準である。

　下咽頭がんはリンパ節転移を伴った進行がんであることが多い。早期がんに対しては放射線治療や内視鏡的切除、進行がんに対しては手術が主体となる。患者が喉頭温存を希望する場合には薬物療法併用放射線治療が検討される。照射範囲は、両頸部へ 40 ～ 46 Gy まで行い、原発巣とリンパ節転移へ追加照射を行い、総線量 70 Gy/35 回 /7 週の通常分割照射で実施する。

2）有害事象

	0 ～ 20 Gy	20 Gy ～	40 Gy ～	60 Gy 以上	治療後 6 か月以降 （晩期有害事象）
皮膚炎		発赤 かゆみ	表皮剥離	びらん	色素沈着、皮膚委縮、瘢痕
口腔粘膜炎	口腔内乾燥、味覚変化	発赤	疼痛	びらん	線維化、潰瘍、口腔乾燥症、味覚異常
咽頭・喉頭粘膜炎		嚥下時の違和感	嚥下時痛	疼痛（常時）	線維化、瘢痕、潰瘍
眼の症状		涙の変化 眼脂、乾燥	まつ毛の脱毛		乾燥、網膜症、視神経萎縮、白内障等
鼻の症状		鼻汁が増える 乾燥 易鼻出血 鼻垢の増量	鼻毛の脱毛 鼻腔内の不快感		乾燥、鼻出血
耳の症状				外耳炎、 中耳炎、 耳毛の脱毛 （水が入りやすい等）	慢性中耳炎、難聴

　そのほかの晩期有害事象として、顎骨の骨髄炎、開口障害、骨軟部組織壊死、脳脊髄障害、甲状腺機能低下がある。

3）看護

　治療計画から照射範囲に含まれる部位を確認し、有害事象を予測することで、治療開始前からの予防的ケアを行うことができる。代表的な有害事象である皮膚炎、粘膜炎について述べる。

①放射線性皮膚炎

　皮膚炎のケアについては、5　放射線治療における有害事象の看護　①皮膚炎を参照いただきたい。

　頭頸部領域の治療にあたって注意することとしては、比較的高線量が照射されること、そして

薬物療法との併用によって強い皮膚症状が出現することである。頭頸部領域の皮膚は日光に暴露しやすい部位であるため、日傘の使用や、スカーフ等を使用して遮光を行うが、その際には、肌を覆う布等による機械的刺激にも注意したい。

②粘膜炎

粘膜炎は、放射線による直接的な粘膜の刺激のほかに、二次的に誘導されたサイトカインによる炎症や細菌感染による炎症が引き起こされる。粘膜に照射された場合、口腔、咽頭、食道、胃、腸管など、照射部位に応じて粘膜の炎症が起こる。

口腔がん、上顎や鼻への照射では口腔内が照射範囲に含まれるため、口腔粘膜炎が発生する。咽頭がんや喉頭がんでは、咽頭粘膜炎、喉頭粘膜炎が出現する。これらは、口腔乾燥、味覚異常、疼痛などを引き起こし、食事摂取が困難となることがほとんどである。そのため、事前に口腔ケアの状況や、食品や味付けの好みを確認し、粘膜炎を悪化させる要因である早食いや刺激物を好む場合には、治療前からの指導を行う。また、放射線治療を開始してからの齲歯の治療や抜歯は、顎骨壊死を招く可能性があるため、治療開始前までに適切に処置をしておく。口腔内が照射範囲に含まれる場合には、金冠や義歯の有無等も確認し、散乱線を防ぐため、適切な対処が必要となる。治療開始前から、定期的な歯科受診が必要である。

治療中には、症状の観察、口腔ケアの実施状況、食事摂取や睡眠など日常生活への影響について観察する。口腔ケアは、歯ブラシを用いたブラッシングを毎食後＋眠前の4回、含嗽は8回/日程度実施したい。粘膜炎が悪化し、びらんとなっている場合や疼痛が強い場合には自身での口腔ケアは困難であるため歯科衛生士等による専門的口腔ケアが必要となる。疼痛に対しては、アセトアミノフェンや、オピオイド鎮痛薬を使用してのコントロールが行われることが多い。非ステロイド性抗炎症薬（NSAIDs）を使用しない理由としては、併用する薬物療法にシスプラチンが使用されることが多いため、腎障害を防ぐ目的がある。患者とともに疼痛の目標を定め、効果を確認しながら、適切な疼痛コントロールを行う。

食事摂取困難に対しては、食事形態の変更だけでなく、経管栄養や高カロリー輸液を用いた栄養管理も検討する。口腔乾燥や咽頭の浮腫、嚥下機能の低下等により、誤嚥性肺炎を引き起こす可能性もあるため、誤嚥のリスクも含めて食事摂取状況をアセスメントする。

炎症や疼痛等の症状は治療終了1か月程度で改善するが、味覚異常、口腔乾燥の症状改善は半年や年単位の期間がかかる。唾液腺への照射量が多い場合には、完全には元に戻らないことも見込まれる。水分摂取をこまめに行うことや、味覚異常に対しては、だしなどのうまみを利かせた味付けを行い、患者の精神面にも配慮したケアを行う。

③　肺

1）放射線療法の適応と治療法

肺がんは、大きく小細胞肺がんと非小細胞肺がんに分けられる。

小細胞肺がんは、非小細胞肺がんと異なり腫瘍の増殖速度が早く遠隔転移もしやすい。限局型の場合、根治的治療として化学放射線療法が行われる。放射線治療は、1回線量を通常分割照射より減らし1日に2回照射することで、総線量を増加させずに治療期間を短縮させる加速過分割照射法で45 Gy/30回/3週の治療が推奨される。化学療法併用で加速過分割照射を実施した場合、特に食道炎が増強する可能性がある。

非小細胞肺がんでは、手術不能な症例のうち遠隔転移や悪性胸水・心嚢水を伴わない場合、局所制御を目的とした根治的放射線治療を実施する。根治が望めない症例でも症状緩和や延命を目的

に放射線治療を行う場合がある。総線量 60 Gy/30 回 /6 週で行われる。根治的放射線治療の場合は、シスプラチンを含む同時化学放射線療法が推奨されている。

腫瘍最大径が 5 cm 以内でリンパ節転移や遠隔転移がない原発性肺がんと腫瘍最大径が 5 cm 以内で 3 個以内、原発巣が制御され他臓器転移のない転移性肺がんは定位放射線治療の適応となる。

2）有害事象

	0 ～ 20 Gy	20 Gy ～	40 Gy ～	60 Gy 以上	治療後 6 か月以降
皮膚炎		発赤	中等度の発赤、シワに限局した湿性落屑		
食道炎	乾燥感	嚥下時違和感、つかえ感	嚥下時痛、食事摂取に影響が出てくる		
放射線肺臓炎	治療終了後 4 ～ 12 週で出現することが多い				肺線維症

3）看護

①放射線性皮膚炎

皮膚炎に関しては、5　放射線治療における有害事象の看護　①放射線性皮膚炎を参照いただきたい。

胸部に前後対向 2 門照射で照射する場合、背部は治療台による影響で前胸部より皮膚炎が強く出現する可能性があり、観察とスキンケアが必要となる。

②食道炎

ほとんどの場合は、栄養状態の低下をきたすほどの疼痛はないが、縦隔が照射野に含まれる場合や、抗がん薬の併用では症状が強くなる可能性があるため注意する。食道炎に関しては、6　照射部位ごとの看護　⑤食道を参照いただきたい。

③放射線肺臓炎

放射線肺臓炎は、喫煙や治療前からの肺機能低下、慢性閉塞性肺疾患、自己免疫疾患、ステロイドの併用などがリスク因子といわれている。無症状の場合もあるが、呼吸困難感や乾性咳嗽、発熱、倦怠感が生じる場合もある。胸部 X 線撮影や CT にて照射野に一致した陰影が認められる。無症状であれば経過観察となり、多くの場合は自然に軽快する。しかし呼吸困難感により酸素投与が必要になったり、ステロイド療法が必要になる場合もある。治療終了後 4 ～ 12 週で発症することが多いため、治療終了後も禁煙と感染予防対策は継続していく。治療後に症状が現れた場合は速やかに受診するよう治療終了後に説明する。また、症状出現時に放射線治療を実施した病院以外を受診する場合は、放射線治療歴があることを伝えるよう説明する必要がある。

4　乳房

1）放射線療法の適応と治療法

乳がんに対する放射線治療は、乳房温存手術後の放射線治療と乳房全切除後の放射線治療がある。

乳房温存手術後の放射線治療は、乳房内再発を減少させ生存率を向上させるといわれているため基本的に全例が対象となる。温存乳房全体が照射野に含まれ、両側あるいは患側上肢を挙上して接線照射で行う。線量分割は、総線量 50 Gy/25 回 /5 週の通常分割照射と総線量 42.56 Gy/16 回

/22 日の 1 回線量を多くし、総線量と分割回数が少ない寡分割照射の 2 種類がある。

　乳房全切除後の放射線治療は、リンパ節転移陰性で腫瘍径が大きい場合（T3）リンパ節転移陰性で手術後断端（摘出した腫瘍の辺縁）が陽性の場合、リンパ節転移陽性の場合は局所・領域リンパ節再発の低下と生存率向上を目的に、胸壁ならびに鎖骨上リンパ節領域を照射野に含めた治療が行われる。線量分割は 45 〜 50.4 Gy/25 〜 28 回 /4.5 〜 5.5 週で行われることが多い。左乳房へ照射する場合は、心臓への照射線量を低減させるため呼吸性移動対策を行う。乳房への放射線治療は両側あるいは患側上肢を挙上して治療を行うため、手術後十分に上肢を挙上できるようになる必要がある。そのため術後放射線治療が予定される患者においては、治療体位を説明しリハビリテーションを継続するよう指導する。

2）有害事象

	0 〜 20 Gy	20 Gy 〜	40 Gy 〜	60 Gy 以上	治療後 6 か月以降
皮膚炎		発赤、熱感、掻痒感、乾燥、乾性落屑	発赤、熱感、掻痒感、乾燥、乾性落屑、限局した湿性落屑	60 Gy 以上照射されない	皮膚乾燥、色素沈着、乳房の硬化
食道炎（鎖骨上リンパ節領域へ照射した場合）	乾燥感	嚥下時違和感つかえ感	嚥下時痛		
放射線肺臓炎	治療終了後 4 〜 12 週で出現することが多い				肺線維症
宿酔	照射開始直後から数日に生じることがある				

そのほか治療後半からリンパ浮腫が出現することがある。

3）看護
①放射線性皮膚炎
　皮膚炎に関しては、5　放射線治療における有害事象の看護　[1]放射線性皮膚炎を参照いただきたい。接線照射での放射線性皮膚炎は、症状が出現するのが乳房全体と腋窩であり、照射されていない背部には皮膚炎は出現しない。

　胸壁への照射で、皮膚表面の線量を高めるためにボーラスを使用する場合や、電子線の追加照射を行う場合は皮膚炎が増強しやすい。また、腋窩や乳房下縁は皮膚が重なり合っているため皮膚炎が生じやすい部位である。そのため、洗浄する際は特に注意をし、拭くときも擦らず押さえ拭きにする。治療中はワイヤー入りの下着は避け、放射線治療後も皮膚炎が改善するまでは体を締め付ける衣服の着用は控えるよう説明する。鎖骨上リンパ節領域に照射する場合は、前方からの 1 門照射であり、背部にも皮膚炎が生じる。そのため背部の観察もしていく。

②食道炎・咽頭粘膜炎
　鎖骨上リンパ節が照射野に含まれる場合は食道炎症状が出現する可能性がある。多くは咽頭の違和感や食事摂取時につかえ感を感じる程度であるが、痛みを感じる場合もある。ケアに関しては 6　照射部位ごとの看護　[2]頭頸部、[5]食道を参照いただきたい。

③放射線肺臓炎

　放射線肺臓炎に関しては、6　照射部位ごとの看護　③肺を参照いただきたい。

④リンパ浮腫

　放射線治療単独ではリンパ浮腫の発生はまれである。手術で腋窩リンパ節郭清を実施している場合は、リンパ浮腫発生のリスクが高まる。袖のきつい衣服の着用や重いものを持つなど、上肢に負担が掛かることで浮腫が生じやすくなるため、日常生活にも注意が必要である。

5　食道

　食道は壁の薄い、長さ 25 cm 程度の管腔構造をした消化管であり、頸部食道、胸部食道、腹部食道に分類され、胸部食道はさらに上・中・下に分類される。

　食道がんの 90% が扁平上皮がんである。扁平上皮がんは薬物療法併用の効果が得られやすい。食道は漿膜をもたないため、筋層の血管・リンパ管に浸潤したがん細胞は容易に周囲の臓器に浸潤する。食道の周囲には気管・気管支や肺、大動脈、心臓など重要な臓器が近接しているので、進行するとこれらの臓器へがんが広がる。また、重複がんも多く、20% 弱の症例で胃、頭頸部、大腸の重複がんが認められる。

1）放射線療法の適応と治療法

　表在がんで内視鏡治療後リンパ節転移の可能性のある場合、遺残が疑われる場合、内視鏡切除困難な場合に選択肢となる。局所・領域進行例では、術前化学療法＋手術が標準治療とされており、手術困難例で（化学）放射線療法を選択することが多い。根治手術後の局所再発にも、照射歴がない場合には化学放射線療法が実施されることが多い。

　線源は 6 〜 10 MV の X 線が用いられる。放射線治療単独では 60 〜 70 Gy/30 〜 35 回 /6 〜 7 週、化学放射線療法では 50 〜 60 Gy/25 〜 30 回 /5 〜 6 週程度が多い。化学放射線療法ではシスプラチン＋フルオロウラシル（5-FU）の FP 療法が標準的である。

2）有害事象

	0 〜 20 Gy	20 Gy 〜	40 〜 60 Gy	治療後 6 か月以降（晩期有害事象）
皮膚炎		乾燥、発赤	掻痒感、熱感、表皮剥離	
食道炎	乾燥感	味覚異常、嚥下困難	疼痛	食道狭窄、潰瘍、穿孔
肺臓炎				・画像上の変化、咳、発熱等（多くは治療直後〜 3 か月の間に出現） ・肺線維症

　そのほか、晩期有害事象として甲状腺機能低下症（頸部への照射時）、心臓障害（胸部食道がん）、胸水貯留、脊髄障害がある。

3）看護

　食道がんへの放射線治療は、他のがんと同様、腫瘍の位置により照射範囲が異なってくる。腫瘍がどの位置にあるのか（頸部、胸部、腹部）と、リンパ節転移のある場合や、あると疑われる場

合にはリンパ節も照射範囲に含まれるため、照射範囲や、治療目的によって異なる総線量について理解しておくことが有害事象のケアには必要である。

　また、食道がんでは初期には無症状であることが多いが、進行がんに至ると嚥下困難や嗄声（リンパ節の腫脹や神経浸潤による反回神経麻痺に伴う症状）などが出現していることがある。治療前の状況を確認しておく。

①放射線性皮膚炎

　皮膚炎へのケアは5　放射線治療における有害事象の看護　①皮膚炎の看護を参照いただきたい。治療前には患者の生活習慣を知り、皮膚炎を悪化させる要因を排除すること、治療中には、放射線が入る側と、出ていく側の症状観察を行う。頸部へ照射が行われる場合には、紫外線による刺激を避けるため、遮光を心がけること、そして衣服等による皮膚への刺激を避ける。治療終了後には、症状の見込みを伝え、継続したケアを行うことを指導する。

②食道炎

　食道がんの放射線療法では食道炎はほぼ必発である。

　食道炎に伴う疼痛があると経口摂取にも影響するため、疼痛のコントロールだけでなく、栄養状態の評価も定期的に行い、早期から対策をとることが大切である。

　嚥下困難に対しては、ヒスタミンH2受容体拮抗薬やプロトンポンプ阻害薬、粘膜保護薬などが使用されている。疼痛に対しては、非オピオイド→弱オピオイド→強オピオイドとWHOの三段階除痛ラダーに沿って段階的に使用し、食前にレスキュードーズを用いる工夫などを行い、食事摂取の維持にも努める。食事による粘膜炎の悪化を防ぐため、患者の嗜好をあらかじめ確認し、治療開始前から、食道粘膜の刺激となる刺激物や熱すぎるもの、硬い物や炭酸飲料、柑橘系果実などは避けるように指導する。少量ずつ、よく噛んで摂取すること、高カロリー・高たんぱくのものを患者の嗜好に合わせて選択する。経口摂取状況、疼痛状況に合わせ、食事形態の変更や、水分摂取の維持を図る。経口摂取が困難な場合には、経静脈的栄養やあらかじめ胃瘻が増設されている場合には経管栄養が選択されることもある。

③放射線肺臓炎

　肺臓炎は治療終了直後から出現する可能性が高い有害事象である。詳細は6　照射部位ごとの看護　③肺を参照いただきたい。

④薬物療法併用による注意点

　薬物療法による悪心、嘔吐が生じることがあるため、悪心、嘔吐の症状コントロールが必要である。食道炎が生じている状態で嘔吐することにより、胃液が粘膜を刺激し痛みが増強することがあるため、嘔吐しないような対策が必要となる。また、薬物療法を併用していると食道カンジダ症が起こり、疼痛が増強する原因となることがある。薬物療法による骨髄抑制により粘膜炎が悪化する可能性もあるため、血液データをチェックし、血液毒性や感染徴候にも注意する。

6　骨盤

　骨盤領域では、泌尿器腫瘍（膀胱がん、精巣、前立腺）、子宮頸がん、子宮体がん、腟・外陰がん等があげられる。ここでは、代表的な腫瘍として、前立腺がんと子宮頸がんについて述べる。

1）放射線療法の適応と治療法

①前立腺がん

　前立腺がんの治療は選択肢が多く、病期、リスク分類、年齢、併存疾患、生活環境、人生観な

ど多方面から検討される。放射線療法も、早期がんから進行がんまで適応範囲が広い。前立腺がんのリスク分類と放射線治療の適応を**表1**に示す。

外照射治療では、高エネルギーX線治療、陽子線・重粒子線を用いた粒子線治療があり、小線源治療としては、高線量率組織内照射、低線量率組織内照射がある。小線源治療については後述するため、ここでは外照射について述べる。

外照射では、高エネルギーX線治療が用いられ、三次元原体照射（3D-CRT：3D-confornal radiationtherapy）、強度変調放射線治療（IMRT：intensity-modulated radiationtherapy）、強度変調回転放射線治療（VMAT：volumetric modulated arc therapy）が行われる。また陽子線などの粒子線治療も保険診療の適応になっている。また日々の腫瘍の位置の確認のため画像誘導放射線治療（IGRT：image-guided radiotherapy）が行われる。総線量は1回2Gyの通常分割照射が標準であり、3D-CRTでは70〜72Gy、IMRTでは74〜78Gyが用いられることが多い。1回線量を2Gyより大きくして回数を少なくした寡分割照射は、通常、1回線量2.5Gy総線量70Gy、1回線量3Gy総線量60Gy等が用いられている。陽子線治療では通常分割照射または寡分割照射が行われている。リンパ節転移や周囲臓器への浸潤を考慮して骨盤部を照射する場合には、1回1.8〜2Gy、総線量45〜50Gyを骨盤領域に照射した後、前立腺部に縮小する。

表1 NCCNガイドライン（2019年第1版）のリスク分類と推奨されている放射線療法

リスク群	臨床的／病理学的所見		放射線療法
超低リスク	・T1c　かつ ・グリソンスコア＜6　かつ ・PSA＜10 ng/mL　かつ ・生検陽性コア3未満　かつ ・陽性コアがん占拠率≦50%　かつ ・PSA density（密度）＜0.15 ng/mL/g		外部照射 または 密封小線源治療 （期待余命が超低リスクでは≧20年、 低リスク、予後良好な中リスクでは≧10年）
低リスク	・T1〜T2a　かつ ・グリソンスコア＜6　かつ ・PSA＜10 ng/mL		
予後良好な中リスク	・T2b〜T2c または ・グリソンスコア7 または ・PSA 10〜20 ng/mL	・左記のうち1つ　かつ ・グリソンスコア＜6または3+4かつ ・生検陽性コア数50%未満	
予後不良な中リスク		・左記のうち2つ　かつ ・グリソンスコア4+3　かつ ・生検陽性コア数50%以上	外照射±短期ホルモン療法 ±小線源治療
高リスク	・T3a　または ・グリソンスコア≧8　または ・PSA＞20 ng/mL		外照射＋長期ホルモン療法 ±小線源治療 （期待余命＞5年）
超高リスク	・T3b〜T4　または ・第1グリソンパターンが5　または ・5つ以上のコアでグリソンスコア≧8		

②子宮頸がん

子宮頸部から発生するがんで、ヒトパピローマウイルスや喫煙などが関連している。子宮頸がんはⅡ期までは手術療法を行うことが多いが、ⅠB・ⅡA期の扁平上皮がんでは手術療法と放射線療法で成績に差がなく、両者の治療を選択できる。ⅡB・Ⅲ・Ⅳ期では放射線療法が選択される。

第6章　放射線治療における放射線の利用と防護

ⅠB・ⅡA期で腫瘍径4cmを超えるものやⅡB期以上で放射線療法を行う場合、シスプラチンを基本とした同時化学放射線療法が推奨されている。放射線療法は皮膚や小腸への有害事象を少なくし、均一に骨盤内へ照射するため、前後左右4門での全骨盤照射と、小腸・直腸・膀胱への線量を低減するために中央遮蔽での照射と、腔内照射を組み合わせた治療が行われる。腫瘍が不整もしくは大きい場合には、腔内照射のみでは子宮への照射線量が不足するため、腔内照射に組織内照射を併用したハイブリッド照射を検討する。外部照射は、1回線量は1.8～2Gy、週5回法で行われ、画像で転移が疑われるリンパ節、子宮傍（結合）組織浸潤部に対しては、外部照射による追加が検討される。推奨放射線治療スケジュールを表2に示す。

表2　推奨放射線治療スケジュール

進行度（がんの大きさ）	外部照射		高線量率腔内照射
	全骨盤	中央遮蔽	
ⅠB1～2・Ⅱ（小）	20 Gy	30 Gy	24 Gy/4回
ⅠB3・Ⅱ（大）・Ⅲ	30 Gy	20 Gy	24 Gy/4回
	40 Gy	10 Gy	18～24 Gy/3～4回
ⅣA	40 Gy	10 Gy	18～24 Gy/3～4回
	50 Gy	0 Gy	12～18 Gy/2～3回

（日本放射線腫瘍学会・編．放射線治療計画ガイドライン2020年版．金原出版，2020. p282より）

2）有害事象

	0～20 Gy	20 Gy～	40 Gy～	60 Gy以上	治療後6か月以降
皮膚炎		発赤、掻痒感、熱感	しわなどに限局したびらん		
膀胱炎		残尿感、頻尿、溢尿、排尿時痛			膀胱炎・膀胱出血、血尿
下痢		下痢	下痢の増加		直腸炎、直腸出血、腸閉塞

　そのほかの晩期有害事象として、前立腺がんでは直腸出血、放射線性膀胱炎による出血、尿道狭窄、勃起不全等がある。子宮頸がんでは直腸炎・直腸出血、膀胱炎・膀胱出血、小腸障害、浮腫、腟粘膜の癒着・潰瘍、更年期障害、膀胱腟瘻、直腸腟瘻、不全骨折などがある。

3）看護
①前処置

　前立腺がん、子宮頸がんともに、毎回の照射において放射線治療計画時の体位および体内状況に近づけ、照射精度を高めることで治療効果を最大限に引き出すことができる。膀胱および直腸が過度に拡張していないように、膀胱内尿量や直腸内のガス・便による臓器の形や位置に影響がないようにする。特に、前立腺では高い精度を保つため膀胱内に尿を一定時間蓄尿しておいたり、照射前に一定量の水分を摂取するなどの前処置を行う。また直腸内のガス・便を排除するために、治療前から緩下剤等を用いて排便コントロールや食事指導を行う。場合によっては、下剤、浣腸、カテーテルを挿入してガスを排泄させることも行う。看護師は、患者が安心して治療を受けられるよう、前処置の目的や必要性を患者が理解できるように説明する。

②放射線性皮膚炎

皮膚炎に関しては、5　放射線治療における有害事象の看護　1放射線性皮膚炎を参照いただきたい。

骨盤領域は下着や下衣のゴム等により締め付けが起こりやすい部位である。締め付けの少ない下着を選択するなど、皮膚の物理的な刺激を避けるよう指導が必要である。また肛門部の皮膚は、下痢がある場合には排便時痛や、びらん、出血を起こすことがある。水圧や水温に注意してウォシュレットを使用することや、柔らかい紙で押さえ拭きをすること、刺激を与えないように指導する。洗浄剤を用いた洗浄は1回／日とし、皮脂を失いすぎないように注意し、炎症がある場合にはジメチルイソプロピルアズレン軟膏等を使用し、保湿を行う。

③膀胱炎

膀胱も粘膜であり、粘膜の炎症により発症する。治療開始前には、排尿回数、排尿に伴う症状などのベースラインを確認しておく。頻尿になり飲水を控えることで症状が増悪する場合もあるため、夕食以降は飲水を控えるなど、飲水のタイミングを具体的に説明する。また、泌尿器系の症状は、睡眠不足となり、身体的・精神的に苦痛となる。生活への影響を把握し、昼間の睡眠確保や、仕事や家庭内での役割変更、患者に合ったケア用品の情報を提供する。これまで行ってきたセルフケアをねぎらい、患者とともにより良いケアを検討する。症状に応じて薬剤を使用することも検討する。

④下痢

消化管は照射による影響を受けやすい。特に小腸は活発に細胞分裂を行っている再生系組織のため、放射線の影響を受けやすい。消化管細胞の損傷および浮腫と炎症により、悪心、嘔吐および下痢が認められる。下痢も、膀胱炎同様、治療開始前には排便回数、排便に伴う症状、緩下剤や下剤の使用など、ベースラインを把握し、症状の変化を観察していくことが大切である。下痢は治療が進むにつれて身体的・精神的な影響が大きくなる。低脂肪・高たんぱくな食材（卵、豆腐、鶏肉、白身魚等）を摂取することや、控えた方がよい食品（繊維質、高脂質、刺激物等）についても説明し、基本的な食事指導を行う。脱水予防のために水分の補給を行うことも説明する。下痢の症状に応じて、医師の指示により止痢剤や整腸剤を使用することも検討する。

⑤性的な問題

前立腺がん、子宮頸がんともに、セクシュアリティへ影響を与えうる。前立腺がんでは性機能障害、性欲低下、性反応への影響など、子宮頸がんでは妊孕性の喪失、皮膚感覚の低下、腟湿潤の減少や腟粘膜萎縮、腟癒着による性交痛などに影響を与えうる。ボディイメージ、女性性・男性性の喪失や自尊心や自信の低下をきたしうる。患者に性相談を受け付けるというメッセージを出すこと、相談には真摯に対応すること、情報提供を行い、当事者自身が答えをみつけることを支援する。性生活については患者本人だけでなく、パートナーにも一緒に行うことが望ましく、パートナーとのコミュニケーションを図ることができるよう支援する。性生活についての具体的な支援としては、前立腺がんに対しては、PDE-5阻害薬が効果的であることが多い。子宮頸がんなどは、治療後一定期間は性交渉を控えること、性交痛緩和のための潤滑ゼリーや腟の狭窄・癒着予防のための腟ダイレータに関する情報提供などがある。

7　密封小線源治療の基礎

　密封小線源治療（brachy therapy）は、密封された放射性核種（RI：radioisotope）を腫瘍組織内に刺入する組織内照射、体腔内に挿入する腔内照射、腫瘍の表面に密着させるモールド照射に分類され、放射性核種から放出されるγ線を病巣に照射する方法である。密封小線源治療は、病巣の近傍から局所的に高線量を集中させることができるため、外部照射に比べて正常組織への線量を抑えることが可能となる。密封小線源治療に用いる線源は、線量率により高線量率（12 Gy/h 以上）、中線量率（2 〜 12 Gy/h）、低線量率（0.4 〜 2 Gy/h）に分けられる。国内では、高線量率照射と低線量率照射が行われている。

1　子宮頸がん腔内照射（高線量率小線源治療）

　高線量率核種を用いた腔内照射として代表的治療に子宮頸がん腔内照射がある。用いる核種は、主に ^{192}Ir 線源や ^{60}Co 線源がある。高線量率核種による腔内照射では、リモートアフターローディングシステム（RALS）とよばれる装置を用いる（図1a）。子宮頸がん用アプリケータとして、タンデム・オボイドを用いる（図1b）。このアプリケータは内部が空洞になっており、体内に留置後、移送チューブで接続された RLAS 装置から体内に線源を配置し、一定時間内停留させて照射を行う。RALS 室は、治療室と遠隔で装置を操作する操作室に分かれている。アプリケータは事前に患者体内に挿入し線源を後から充填するため、術者の被ばくはない（遠隔操作式後装填法）。

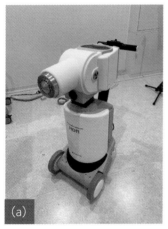
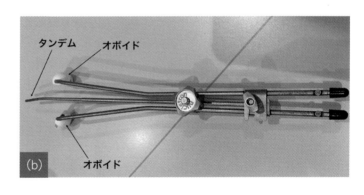

図1　密封小線源治療装置（^{192}Ir 線源 370 GBq）（a）と子宮腔内用アプリケータ（b）

2　前立腺永久挿入治療（低線量率小線源治療）

　前立腺がんにおける小線源治療には、^{125}I シード線源を用いた永久挿入組織内照射と ^{192}Ir 線源を用いた高線量率組織内照射がある。低・中リスクの前立腺がんに対する ^{125}I シード線源を用いた永久挿入法では、経直腸超音波装置を用いた経会陰アプローチによって得る超音波画像で術前プランを立て ^{125}I シード線源数を決定する。施術は、経直腸超音波装置とテンプレートを用いて経会陰的に針を刺入して、専用のアプリケータを用いて前立腺内に線源を配置していく。1回の治療で50〜100 個程度を用いる。図2に ^{125}I シード線源と挿入後の X 線写真を示す。治療後は、挿入された線源が体内からの脱落する可能性があるので、線源脱落の確認ための入院期間として、^{125}I シー

ド線源は最低1日間を要することとなっている。

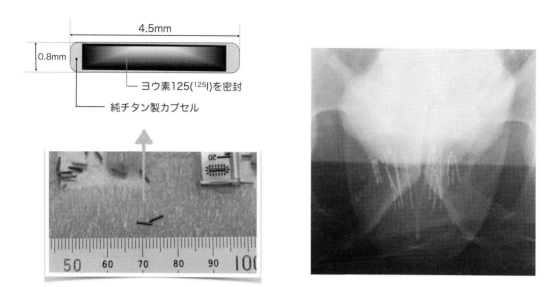

4.5mm
0.8mm
└─ ヨウ素125(^{125}I)を密封
└ 純チタン製カプセル

図2 ヨウ素^{125}I シード線源と挿入後のX線写真

8　密封小線源治療を受ける患者の看護

　密封小線源治療は、放射線療法全体からみれば頻度は少ないが、治療手技、適応臓器、使われる線源が多様であり、その看護の内容も手技別、臓器別となり、多岐にわたる。しかし、ひとつの施設において使われる手技、線源はいくつかに絞られる。密封小線源治療は患者にとってはイメージしがたいものであり、不安感が強いと予想される。そのため、内容を具体的に説明できるように、何がどのように行われるのかを看護師自身が知ることが大切である。代表的治療として、子宮頸がん腔内照射（高線量率小線源治療）と前立腺永久挿入治療（低線量率小線源治療）の看護について述べる。

1　子宮頸がん腔内照射（高線量率小線源治療）

1）身体的・精神的ケア

　治療法は本章7　密封小線源治療の基礎に記載のある通りである。遠隔操作式後装填方式（RALS：remote afterloading system）とよばれる装置が用いられ、子宮内アプリケータ（タンデムアプリケータ）と腔内アプリケータ（オボイドアプリケータ）に線源を留置して行う。

　まずはアプリケータ挿入時の疼痛対策が大切である。子宮腔を拡張するとき、腔にアプリケータを挿入するとき（線源と腔に隣接する直腸・膀胱粘膜との距離を十分にとり、晩期有害事象を防止する目的と、アプリケータの固定のためガーゼでパッキングを行う）の疼痛は、腔が萎縮した未産婦や高齢者ではかなりの苦痛が伴う。疼痛が強いと線源が十分に挿入できず、また照射中に線源がずれるなど治療効果に影響を及ぼす。したがって、照射前に精神的、身体的に患者の緊張を取り除いたうえで鎮痛・鎮静を適切に行う必要がある。治療前にジクロフェナクナトリウム（ボルタレン®）座薬やペンタゾシン（ペンタジン®）などの点滴静脈注射、治療時にはジアゼパム（セルシン®）やミダゾラム（ドルミカム®など）の投与、全身麻酔などの方法がある。場合によっては呼吸抑制や血圧低下などのリスクもあるため、十分な観察・管理を行う。また、腔内照射を行う部屋の見学や、タッチング、声掛け、リラクゼーションなど不安を和らげるケアが有効である。さらに、長時間同一体位を保持するため、耐圧分散マットや下肢静脈血栓症予防に弾性ストッキングの装着、間欠的空気圧迫法も検討する。ガイドラインでは、次回の治療に対する受容性を個別に改善するために患者による痛みや不安の評価を治療ごとに行うことを推奨している。筆者の施設（静岡県立静岡がんセンター）では、治療ごとに患者の鎮痛・鎮静の満足度を評価し、医師、看護師間で情報共有・カンファレンスを行っている。患者の苦痛を評価すること、チームで共有すること、苦痛緩和の目標を患者と共有することができ、患者の望む症状コントロールを行うことで治療への恐怖心を和らげる工夫を行っている。

2）被ばく防護

　高線量率照射では、医療者の被ばくは問題とならない。患者の苦痛・不安を取り除くのが主となる。

2　前立腺永久挿入治療（低線量率小線源治療）

1）身体的・精神的ケア

　治療法は本章7　密封小線源治療の基礎に記載のある通りである。超音波プローブを直腸に挿入

し、前立腺を描写し、この画像を参考に治療計画に従って会陰部から外套針を挿入し、外套針からヨウ素シード（^{125}I）線源を挿入して永久留置する。

　会陰部にアプリケータや外套針を挿入するため、鎮痛薬や麻酔を必要とし、入院での治療が必要である。患者の苦痛は疼痛、孤独感、拘束感、退屈、清潔度に対する不安などが主である。疼痛は当初の2日間が最も強い。この間は鎮痛剤を積極的に使用すると同時に、疼痛は長く続かないことを説明し、不安感を取り除くことが大切である。精神的ストレスが強い患者には、この治療でがんが治癒することの期待と希望を語り、孤独感が強い患者には看護師の存在感を強調することが大切である。

2）被ばく防護

①医療従事者

　ヨウ素線源を取り扱う場合は、一般病棟を「一時的管理区域」とすることができるため、負担の大きい放射線治療病室は必要ない。しかし、入院期間中は患者との接触を最小限とする。バイタルサインの自己測定、内服管理など、患者自己管理能力を高めるように治療開始前から関わることが重要である。

　治療で使用されるヨウ素（^{125}I）のエネルギーはきわめて低いため、前立腺に挿入された線源からの放射線は多くは前立腺から皮膚までの間で吸収され、皮膚表面では 1/10 程度となる。医療者の被ばく量推定値も法令で定められた線量限度よりはるかに少ない。健康被害の観点からのリスクはないといえる。しかし、放射線被ばくに対する心理的負担感や不安感は潜在的にあると考えられるため、不安のある人には丁寧に、誠実に対応する。

②患者と周囲の人への被ばく

　体内に放射性物質を永久挿入して家庭・社会生活に復帰する患者の周囲の人たちへの放射線被ばくと安全性についての説明・指導を行う。「健康に被害を与えるレベルの被ばくからははるかに低いレベルの被ばくではあるが、法令で定められた規則は守らなければならない」ということを医療者がよく理解することがまず必要である。そのうえで、退院後の日常生活で周囲への被ばくを最小限とするような指導を行う。不安をかき立てず、しかしルーズな扱いがされないよう、治療に対する正しい理解と被ばくに関する患者教育が重要となる。治療前からの十分な説明と退院時の再確認、また線源が脱落した際の対処方法や治療後の治療者カードを携帯する義務、治療後1年以内に亡くなった場合に前立腺ごと線源を摘出する必要について、患者の理解度を確認しながら丁寧に説明・指導を行う。

9　放射線による緩和医療

　緩和的放射線療法（主に緩和照射）は、体の外部から照射する（外照射）方法と、体内に投与（静注、経口）した放射性同位元素（RI）による内用療法に分けられる。緩和照射は、骨転移に伴う局所的ながん特有の痛みを和らげるなど、がんが引き起こすさまざまな症状を軽減し、患者のQOL（quality of life：生活の質）を向上させることが期待できる。緩和照射の効果により患者の日常生活動作（ADL：activities of daily living）なども改善し、家族の負担も軽減される。このように、緩和照射が積極的に活用されるようになれば、患者・家族にとってメリットになるばかりでなく、ひいては、国全体の医療費増加を抑え、医療資源の効率的な活用に資することにもつながると考えられる。しかし、わが国における放射線療法は、欧米諸国などと比べると十分に活用されていない状況にある（本章1　放射線治療の基礎　表1）。特に、痛みなどの症状を和らげるために行う緩和照射については、患者のみならず医療従事者においてもその認知度がかなり低いのが現状である[6]。

1　緩和照射の対象と目的

　主な緩和照射の対象疾患は、転移性骨腫瘍（**図1**、**図2**、**図3**）、転移性脳腫瘍（**図4**、**図5**）、上大静脈症候群などがあげられる。緩和照射の目的は脊椎等の骨や脊髄神経への浸潤（**図1**、**図2**）による痛みや痺れ・麻痺症状の改善や、肺・縦郭腫瘍による呼吸困難の改善、食道がんにより生じる嚥下困難症状や通過障害の改善（**図6**）、がん浸潤に伴う消化管出血の止血（**図7**）など多岐にわたる（**表1**）。

　がん性疼痛治療における緩和照射のなかで多い症例は、骨転移に伴う痛み（有痛性の骨転移）に対する緩和照射である。骨転移に対する疼痛緩和については約70%、疼痛消失については約30%となっており、有痛性の骨転移に対しては特に有効である[7]。

表1　緩和的放射線療法の対象となる主な部位・症状および目的

主な原因・部位（例）	主な症状	緩和照射目的
転移性骨腫瘍（骨転移）	痛み・骨折	疼痛緩和・骨折予防
骨転移に伴う脊髄神経圧迫	脊椎（腰部、背部）痛・痺れ・麻痺・歩行困難・膀胱直腸障害、等	痺れ・麻痺の改善とその予防
転移性脳腫瘍（脳転移）	頭痛、眩暈、嘔気、麻痺等の神経症状	神経症状の進行を止める、症状改善
肺がんによる気道狭窄・閉塞	呼吸困難	狭窄・閉塞改善、呼吸確保
肺がん（上肺野）	上大静脈症候群	症状改善
食道がんによる通過障害	飲み込み困難	通過障害の改善
眼周囲腫瘍の視神経圧迫	視力低下	視力改善
頸部・腹部リンパ節腫大	神経圧迫による疼痛	疼痛緩和・改善
腫瘍栓による下大静脈・門脈塞栓	肝臓機能低下	肝機能改善
消化器（胃・腸管）がん	出血	消化管からの止血
皮膚転移・皮膚浸潤（主に進行性乳がん）	出血、浸出液、悪臭	止血、浸出液・悪臭の改善

2 緩和照射における処方線量

　緩和照射は、局所的な腫瘍（がん）の消失や増大抑制により生じる症状を抑えることができ、効果を得るために必要最小限となる線量を照射する。緩和照射における主な処方線量（1回線量および分割回数）を**表2**に示す。原疾患の放射性感受性、照射部位、目的、患者の状態により1回線量と分割回数を調整する。局所制御率等の治療効果は総線量が多い方が良好であるが、症状が強い患者に対しては早い効果を期待するため1回線量を多くして照射回数を少なくし、短期的に効果を出す必要がある。ただし、緩和目的であっても比較的長期予後が期待できる場合は、1回線量を減らし分割回数を増やすなどして晩期有害事象を生じさせないように総線量を増加する。

表2　緩和的放射線療法における処方線量

対象	1回線量と分割回数（例）
転移性骨腫瘍 去勢抵抗性前立腺がんの 転移性骨腫瘍	・2.5 Gy × 16回　・3 Gy × 10回　・4 Gy × 5回　・8 Gy × 1回 ・（RI）内用療法：ラジウム-223（α線）最大6回
食道・気管支狭窄、胃、 腸管（消化管）出血	・2.5 Gy × 16回　・3 Gy × 10回　・4 Gy × 5回　・8 Gy × 1回
転移性脳腫瘍 脳定位照射	・3 Gy × 10回（全脳照射） ・4 Gy × 10回　・7 Gy × 5回　・10 Gy × 3回　・25〜30 Gy × 1回

3 高精度治療技術を用いた緩和照射

　緩和照射は治癒を目的とする根治照射と比較すると、治療期間が短く副作用も少ないといった特徴を有している。近年では、体幹部定位照射（SBRT）、強度変調放射線治療（IMRT）等（7密封小線源治療の基礎　図1）による高精度放射線治療を緩和照射に用いることで、同じ部位への治療効果が高まり、再照射が可能なケースもある。しかし、高精度治療は高い照射位置精度が必要なため疼痛が強い方には、特に疼痛コントロールが重要となる。

4 転移性骨腫瘍（骨転移）

　骨転移は、主に進行した乳がん、肺がん、前立腺がんなどからの転移により生じることが多くみられ、全身の骨に転移する可能性がある。骨転移には、溶骨性（甲状腺がん、腎がん、肺がん）（**図1**）、造骨性（前立腺がん）（**図2**）、混合型（肺がん、肝臓がん、乳がん、消化器がん）がある。骨転移に対する放射線療法の役割は、疼痛緩和、骨折予防と脊髄神経圧迫などの神経症状の改善・予防であり、症例によっては腫瘍による骨破壊が治療効果により再骨化をきたす例もみられる。特に**図1**に示す転移性脊髄圧迫腫瘍が原因で生じた麻痺に対する緩和照射は、神経症状（麻痺）が出現してから24〜48時間以内に放射線治療を開始することが望ましく、この時間を超えた場合は麻痺が完結し緩和照射による症状改善が困難となる。そのため、過去にがんの既往歴があり、脊椎（腰部、背部）の痛み・痺れ・麻痺・歩行困難・膀胱直腸障害等がみられたときは早期発見および迅速な手術、もしくは放射線療法の実施が望まれる。

第6章　放射線治療における放射線の利用と防護

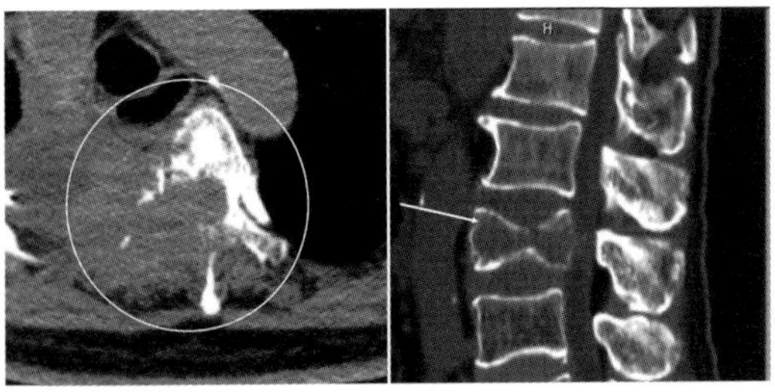

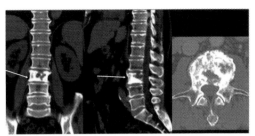

図1 肺がんの転移性脊髄圧迫腫瘍
（溶骨性）

図2 前立腺がんの転移性脊髄腫瘍
（造骨性）

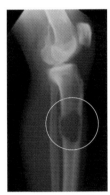

図3　下腿骨転移（溶骨性）

5　転移性脳腫瘍（脳転移）

　転移性脳腫瘍は、他臓器から血流を通して脳に遠隔転移したものである。転移性脳腫瘍の原発巣として頻度の高いものは、肺がん、乳がん、腎がん、胃がん、結腸がんの順で多い。

　脳転移に対する緩和照射には、定位放射線照射と全脳照射があり、いずれも専用の全頭部を覆うようなシェルとよばれる固定具を使用するため、脳転移病巣により吐気が強い患者に対しては持続的な観察が必要である。定位放射線照射による分割回数の判断としては、腫瘍の大きさが10 mL（3〜4 cm）以下/個で、頭蓋内に3〜4個以内であれば1回照射の適応となる（**図4**）。腫瘍の大きさが10 mL（3〜4 cm）以上/個で頭蓋内に3〜4個以上であれば分割照射を行う。頭蓋内腫瘍の数が10個を超える場合や予後不良と判断された場合は全脳照射の適応となる。症例によっては**図5**のように強度変調放射線治療（IMRT）により、全脳照射＋定位照射な同時 boost 照射を組み合わせた方法（全脳同時 boost 強度変調放射線治療（SIB-IMRT））を行う場合もある。全脳照射は認知機能の低下をもたらすため、条件を満たすのであれば可能な限り定位照射が望ましい。処方線量は**表2**を参照のこと。

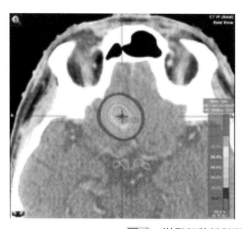
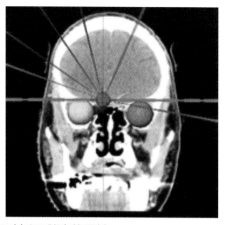

図4　単発転移性脳腫瘍に対する脳定位照射

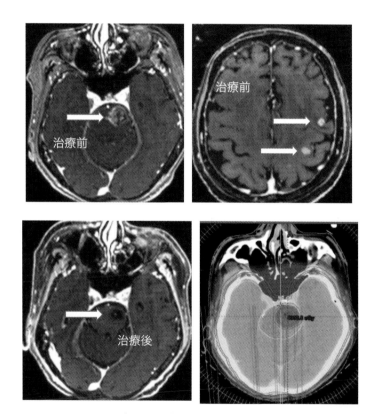

図5　多発転移性脳腫瘍に対する（脳幹部（45 Gy）および頭頂葉（30 Gy））、定位的全脳同時 boost 強度変調放射線治療（SIB-IMRT）前後の MRI 画像と治療計画の線量分布（右下）

6　緩和照射における有害事象

　緩和照射により照射範囲に正常臓器や危険臓器が含まれる場合、許容線量を超えた場合に生じることがある。例えば、脊椎骨の緩和照射の場合、3　体外照射法の基礎　図4に示す前後対向2門照射法では急性期反応として放射性食道炎などが生じる場合がある。緩和的放射線療法であっても、初回治療から高精度治療技術（7　密封小線源治療の基礎　図1）を用いることで有害事象の

発生を抑えることが可能であり、もし同部位の再発が生じた場合でも再照射が可能となる場合がある。

7　その他の緩和照射症例

　頸部から胸部食道がんによる食道狭窄に対する緩和照射（**図6**）。治療効果として食道通過が認められた。

　図7には胃がんによる出血（左上、治療前）と、緩和照射後（右上）にがんの縮小と止血が認められた内視鏡画像、止血目的の緩和的照射の治療計画（左下）を示す。

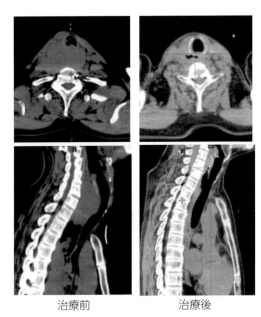

治療前　　　　　　　　　治療後

図6　食道狭窄に対する緩和照射

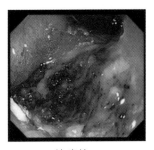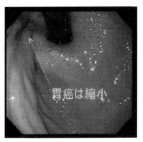

治療前　　　　　　　　　治療後

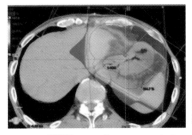

胃がん止血目的の
放射線治療計画

図7　胃がんによる出血に対する緩和照射

8 　緩和的放射線療法における看護の役割

1）患者搬送および治療寝台へ移譲するときの注意点

　骨転移のある患者は、体動、体荷重により疼痛の増強や病的骨折のリスクがあるため、放射線治療寝台への移譲時や、寝台への昇降時には十分な注意が必要である。そのため、患者状態に合わせ車椅子やストレッチャーによる移送を検討する。治療用寝台は構造上、比較的高い位置にあるため踏み台等を用いて治療寝台に昇降するため、車椅子で来室した場合でもいったんストレッチャーに移ってから治療台に移譲することの検討が必要である。

2）治療体位と疼痛コントロール

　放射線療法は、一般的に仰臥位にて行うことがほとんどである。高齢者にみられる円背や、がん性疼痛を伴う患者は仰臥位での体位がとりにくい場合がある。放射線療法は照射位置精度が大切なため、照射中の体動を生じないように、あらかじめ痛みの発生部位、痛みが生じる姿勢や体位など、日常動作を確認する。医師、診療放射線技師、病棟等との情報共有を行い、患者固定方法や照射に持続可能な体位、そして必要に応じて、照射のタイミングと疼痛コントロールをしっかり行うことが大切である。

3）精神的サポート

　緩和照射対象患者は、精神的苦痛や疼痛による苦痛を抱えている場合が多い。放射線による有害事象はまれであるが、放射性宿酔や部位ごとによって生じる可能性のある有害事象について、日々の観察を行い、早期対応することが求められる。また、緩和照射を受ける患者の多くは実際の局所的な疼痛だけではなく、全人的苦痛を伴うことが多い。治療室に毎日通う患者に精神的、肉体的苦痛を与えないような看護サポートが求められる。

第6章　放射線治療における放射線の利用と防護

10　放射線による緩和医療を受ける患者への看護

　緩和照射は、患者の苦痛の原因となっている病巣へ照射し、根治目的ではなく患者の QOL の維持・向上を目的に行う治療である。緩和照射を受ける患者は、疼痛や呼吸困難感などの身体的苦痛を感じているだけでなく、自身の身体を思うようにコントロールできない状況へのやるせなさや再発や転移の事実を告げられたことで死への不安や恐怖心を抱いたり、自身の人生の意味について考える等心理・社会・スピリチュアルな苦痛が強くなっている場合もある。そのため、患者に寄り添い思いを拾い上げることが大切となる。患者にとっての治療の目的や目標、今回の治療の意義について確認したうえで、患者が治療に臨む準備ができるようサポートする。

1　転移性骨腫瘍（骨転移）

1）有害事象

　有害事象は、放射線性皮膚炎のほか照射部位に応じて粘膜炎が出現する。骨転移に対する放射線治療では、総線量が 30 Gy 程度のため、重篤な有害事象が出現することはまれである。放射線治療開始後数日以内に、一過性に疼痛が増強するフレア現象が生じる場合がある。

2）看護

　骨転移により放射線治療を受ける患者はすでに疼痛を有している場合が多い。治療中の体位保持や治療室までの移動によって苦痛が生じては、緩和照射の意味をなさない。そのため、シミュレーション CT は苦痛なく治療が実施できる体位で実施する必要がある。膝を乗せるクッション等を使用し安楽な体位に整える工夫や、あらかじめ鎮痛薬を投与するなど、治療前の準備を行う。日々の治療においても、通院患者であれば、患者自身が治療時間に合わせて鎮痛剤を内服できるよう指導する。入院患者では、放射線治療室と病棟で連携を図り、鎮痛剤投与のタイミングを決め、安全・安楽に治療室まで移動できる方法を検討する。

　放射線治療による疼痛緩和効果は、放射線治療を開始し数日で認められる場合もある。一方、放射線治療開始直後のフレア現象は症状が悪化したのではないかと不安を抱く場合がある。そのため患者に情報提供するとともに鎮痛剤の使用方法を説明することも大切である。

　放射線治療を開始し疼痛緩和が図れていても、実際に骨が安定するには約 3 〜 6 か月の期間を要する。そのため、放射線治療完遂後もしばらくは骨折を回避するために日常生活に制限が必要であり、禁忌となる姿勢や患者の日常生活に応じた注意点や対処方法を説明する。疼痛が緩和されたからといって活発に活動しないこと、脊椎転移の患者では体幹をひねるような動作に注意する。

2　転移性脳腫瘍（脳転移）

1）有害事象

　転移性脳腫瘍に対する放射線治療は、総線量は 30 Gy 程度のため、治療終盤から徐々に照射部位に一致した脱毛が出現し始めるが、皮膚炎は頭皮の乾燥程度である。

　全脳照射による急性期有害事象は、脳浮腫の一時的な増強に伴う頭蓋内圧亢進症状や脱毛、滲出性中耳炎等である。晩期有害事象は、白質脳症・認知力低下があげられる。

　定位照射による急性期有害事象は、特に運動野近傍の腫瘍で浮腫を伴う場合に照射後 12 〜 24 時間に痙攣発作が誘発されることがある。晩期有害事象は、脳壊死があげられる。

2）看護

転移性脳腫瘍に伴う放射線治療を受ける患者は、腫瘍の存在部位により麻痺や意識障害等の神経学的症状を有していることも予測される。神経学的症状により治療中の体位保持が難しい場合には、治療寝台から転落する危険性がある。転落予防として安全ベルトの使用、状況に応じて鎮静薬の使用についても多職種で検討し、安全に治療を受けることができるよう調整する。また、麻痺などの身体状況によっては治療寝台への昇降が困難なこともあるため、車いすへの移乗ができても階段昇降ができない場合には、ストレッチャーでの移送を検討する。

神経学的症状によりコミュニケーションや日常生活動作が思い通りにできない患者は、症状を医療従事者へ十分に伝えることができず、苛立ちや不安を抱いている場合もある。コミュニケーションの手段を検討するだけでなく、細やかに観察をし、精神状況に応じた支援も行う。

引用文献

2　放射線治療を受ける患者の看護
5　放射線治療における有害事象の看護
　　1）厚生労働省．平成 22.3.19「チーム医療の推進について」p.1　https://www.mhlw.go.jp/shingi/2010/03/dl/s0319-9a.pdf
　　2）滝口裕一・他．高齢者がん治療エビデンス＆プラクティス．南江堂，82-83：2021.
　　3）厚生労働省．2021（令和 3 年）国民生活基礎調査の概況．2023．https://www.mhlw.go.jp/toukei/saikin/hw/k-tyosa/k-tyosa21/dl/12.pdf（2023 年 4 月 10 日検索）
　　4）静岡県立静岡がんセンター．抗がん剤治療と皮膚障害 第 9 版，p3.

参考文献

1　放射線治療の基礎
3　体外照射法の基礎
7　密封小線源治療の基礎
9　放射線による緩和医療
　　1）厚生労働省．令和 2 年（2020）人口動態統計月報年計（概数）の概況
　　2）厚生労働省 HP．第三回がん対策推進協議会資料東大病院　中川恵一先生の資料
　　3）日本放射線腫瘍学会・監．やさしくわかる放射線治療学．秀潤社，2018.
　　4）放射線治療を受けられる方へ（パンフレット）．日本放射線腫瘍学会.
　　5）早川和重．がん放射線治療の基礎知識．日本消化器外科学会教育集会，2010.
　　6）がん診療における「緩和的放射線治療」の積極的な活用に向けて．公益社団法人日本放射線腫瘍学会　一般社団法人 がん医療の今を共有する会，2022.
　　7）Rich SE, Chow R, Raman S, Liang Zeng K, Lutz S, Lam H, Silva MF, Chow E. Update of the systematic review of palliative radiation therapy fractionation for bone metastases. Radiother Oncol. 126（3）:547-557, 2018.
　　8）尾尻博也・他．臨床放射線医学 第 10 版．医学書院，2021.
　　9）国際小児がん分類（International Classification of Childhood Cancer）第 3 版.
　　10）放射線治療計画ガイドライン 2020 年版．日本放射線腫瘍学会.

第 6 章　放射線治療における放射線の利用と防護

2 放射線治療を受ける患者の看護
4 体外照射法を受ける患者の看護
5 放射線治療における有害事象の看護
6 照射部位ごとの看護
8 密封小線源治療を受ける患者の看護
10 放射線による緩和照射を受ける患者への看護

1) 鈴木久美・編. 成人看護学慢性期看護　病気とともに生活する人を支える改訂第3版. 南江堂, 2019.
2) 尾尻博也. 系統看護学講座　別巻　臨床放射線医学. 医学書院, 2021.
3) 池田　恢. 新体系　看護学全書　別巻　放射線診療と看護. メヂカルフレンド社, 2015.
4) 大西　洋, 唐沢久美子, 唐沢克之. がん・放射線療法2017　改訂第7版. 学研メディカル秀潤社, 2018.
5) 祖父江由紀子, 久米恵江, 土器屋卓志. がん放射線療法ケアガイド第3版. 中山書店, 2019.
6) 鈴木久美, 林　直子, 佐藤まゆみ. 看護学テキスト NiCE がん看護　様々な発達段階・治療経過にあるがん患者を支える. 南江堂, 2021.
7) 本庄恵子. セルフケア看護. ライフサポート社, 2015.
8) 日本放射線腫瘍学会. 放射線治療計画ガイドライン2020年版. 金原出版, 2020.
9) 祖父江由紀子, 久米恵江, 土器屋卓志. がん放射線療法ケアガイド新訂版. 中山書店, 2013.
10) 二宮啓子, 今野美紀. 小児看護学概論. 南江堂, 2011.
11) 松本公一, 富澤大輔, 石黒　精・編. 小児がん治療のオキテ. 診断と治療社, 2022.
12) 近藤まゆみ, 久保五月. がんサバイバーシップ　第2版　がんとともに生きる人々への看護ケア. 医歯薬出版, 2019.
13) 医療情報科学研究所・編. がんがみえる第1版. メディックメディア, 2022.
14) 日本がんサポーティブケア学会. よくわかる老年腫瘍学. 金原出版, 2023.
15) 小立鉦彦. がん看護. 南江堂, 21: 2, 2016.
16) 放射線医学総合研究所. ナースのための放射線医療. 朝倉書店, 2002.
17) 内藤亜由美, 阿部正敏. スキントラブルケアパーフェクトガイド　改訂第2版. 学研メディカル秀潤社, 2019.
18) がん看護学会教育・研究活動委員会コアカリキュラムワーキンググループ. がん看護コアカリキュラム日本版－手術療法・薬物療法・放射線療法・緩和ケア. 医学書院, 2017.
19) 日本乳癌学会. 乳癌診療ガイドライン①治療編2022年版. 金原出版, 2022.
20) NCCNガイドライン日本語版2019年1版
https://www2.tri-kobe.org/nccn/guideline/urological/japanese/prostate.pdf
21) 日本婦人科腫瘍学会. 子宮頸癌治療ガイドライン2022年版. 金原出版, 2022.
22) 日本放射線腫瘍学会. 日本麻酔科学会. 婦人科がん小線源治療における鎮静鎮痛ガイドライン, 2020.

INDEX

た行

INDEX

看護師のための **放射線の知識**
放射線診療とその看護

価格はカバーに
表示してあります

2024 年　5 月 25 日　第一版 第 1 刷 発行

著　者　　福士　政広・織井優貴子 ⓒ
発行人　　古屋敷　桂子
発行所　　株式会社 医療科学社
　　　　　〒 113-0033　東京都文京区本郷 3 − 11 − 9
　　　　　TEL 03（3818）9821　　FAX 03（3818）9371
　　　　　ホームページ　http://www.iryokagaku.co.jp
　　　　　郵便振替　00170-7-656570

ISBN978-4-86003-153-4　　　　　　　　　（乱丁・落丁はお取り替えいたします）

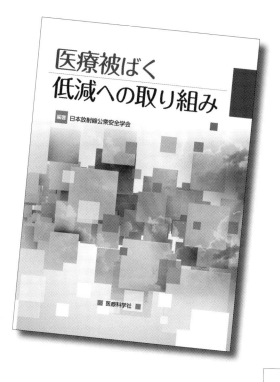
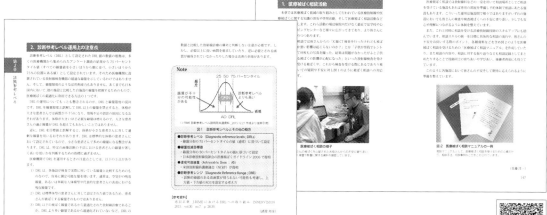
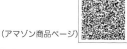

第3版

生命倫理・医事法

塚田 敬義・前田 和彦・編

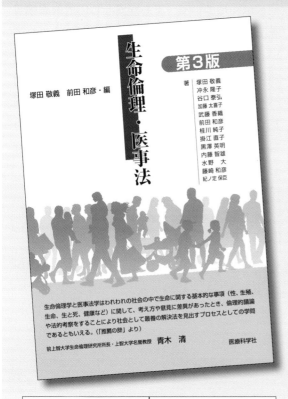

生命倫理学と医事法学はわれわれの社会の中で生命に関する基本的な事項（性、生殖、生命、生と死、健康など）に関して、考え方や意見に差異があったとき、倫理的議論や法的考察をすることにより社会として最善の解決法を見出すプロセスとしての学問であるともいえる。（「推薦の辞」より）

前上智大学生命倫理研究所所長・上智大学名誉教授 **青木 清**

多様性の学問である生命倫理・医事法を初学者向けに解説。国家試験にも対応。

2018 年の改訂版の発刊以降、この領域では「臨床研究法」の施行、ヒトゲノム・遺伝子解析の研究に関する倫理指針と人を対象とする医学系研究に関する倫理指針を統合した「人を対象とする生命科学・医学系研究に関する倫理指針」の施行など、幾多の制度が変更されました。科学技術の進歩のスピードが速くなり、これまで研究者の世界で議論されていた事柄が医療や研究・教育の現場など実社会で実用化されています。その変化の早さと内容のエッセンスを読者の皆さんが感じそして理解して頂きたく第 3 版を発刊しました。（第 3 版の発刊にあたって より）

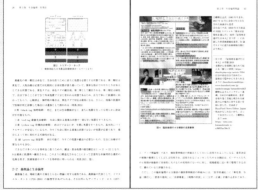

● B5 判・344 頁　● 定価（本体 3,300 円＋税）　● ISBN978-4-86003-133-6

医療科学社　〒113-0033　東京都文京区本郷 3 − 11 − 9　T EL 03（3818）9821　FAX 03（3818）9371
ホームページ http://www.iryokagaku.co.jp　郵便振替　00170-7-656570
本書のお求めは WEB 書店、最寄りの書店にお申し込みください。